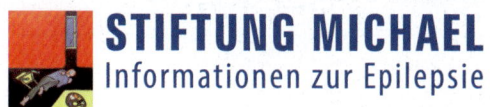

STIFTUNG MICHAEL
Informationen zur Epilepsie

Ritva Anneli Sälke-Kellermann

EPILEPSIE
BEI
SCHULKINDERN

in Kooperation mit dem
Bethel-Verlag

Herausgegeben von der STIFTUNG MICHAEL

Autorin
Dr. med. Ritva Anneli Sälke-Kellermann, Zürich, Schweiz

Wieder ist die vorliegende Broschüre durch die Stiftung Michael ermöglicht worden, der ich dafür danken möchte, vor allem Herrn Dr. jur. Heinz Bühler, dem Vorstand der Stiftung, der die Entstehung der Schrift in jeder Phase gefördert hat. Während der Arbeit an dem vorliegenden Band und seiner Gestaltung erhielt ich wertvolle Unterstützung von Frau Margarete Pfäfflin. Herrn Prof. Dr. med. Ulrich Stephani danke ich für fachmännische Ratschläge, Änderungsvorschläge und Ergänzungen. An dieser Stelle sei auch meinem Mann, Dr. med. Klaus M. Kellermann-Seyppel, herzlich gedankt. Er hat mich während dieser Arbeit geduldig und liebevoll unterstützt.

Haftungsausschluss

in Kooperation mit dem Bethel-Verlag, Postfach 130260, D-33545 Bielefeld
Titelbild: Dr. med. Klaus M. Kellermann-Seyppel, Zürich, Schweiz
Layout: volxxart, Berlin
Druck: flyeralarm

Auflage 2017

ISBN 978-3-935972-50-5

Bibliographische Information der Deutschen Bibliothek
Die deutsche Bibliothek verzeichnet diese Publikation in der deutschen Nationalbibliografie; detaillierte bibliografische Daten sind im Internet über https://portal.d-nb.de abrufbar.

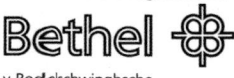

v. Bodelschwinghsche
Stiftungen Bethel

INHALT

VORWORT ZUR 2. AUFLAGE

Im Hintergrund der Persönlichkeitsreifung von Schulkindern steht wesentlich die wunderbare Entwicklung des Gehirns; die Eltern und Sorgerechtsträger, das Lehr- und ärztliche Personal begleiten die Kinder und beobachten die Fortschritte. Oft sind die Kinder erstmals mehrere Stunden in einer fremden Umgebung, die zudem von ihnen geistige und körperliche Leistungen abverlangt.

Eine Epilepsie in diesem Lebensabschnitt kann viele Auswirkungen haben, selbst wenn die Mehrzahl der Epilepsien bei Kindern von alleine ausheilt. In den meisten Fällen ist eine antiepileptische Medikation angezeigt, die weniger gegen die Epilepsie selbst als gegen die epileptischen Anfälle gerichtet ist.

Dass ein Kind eine Epilepsie hat, ist im Alltag oft nicht wahrnehmbar, in der Regel nur dann, wenn Anfälle auftreten, die die Umgebung mitbekommt – die Krankheit ist verborgen. Medikamente zur Unterdrückung epileptischer Anfälle können die Lebensqualität, die geistigen Leistungen und seelischen Vorgänge beeinflussen: Beides, die Verborgenheit der Krankheit und die Beeinflussung der Persönlichkeitsentwicklung im Rahmen der Therapie lassen ein Unverständnis gegenüber der Epilepsie aufkommen. Außerdem gibt es sehr unterschiedliche Verläufe, die meist nur von kinderneurologischen Spezialisten bezüglich Diagnose, Verlauf und auch Behandlungsmethoden richtig eingeordnet werden können.

Die vorliegende Schrift will unter anderem die mit der Diagnose Epilepsie verbundenen, häufig vorkommenden Informationsdefizite und Befürchtungen vermindern. Wie bei anderen chronischen Krankheiten auch, gibt es umfassende Behandlungsformen, bei denen viele medizinische und psychosoziale Aspekte eine Rolle spielen. Ich wünsche sehr, dass die vorhandene Schrift aus der Reihe der Informationsbroschüren der Stiftung Michael betroffenen Eltern und Begleitpersonen hilft, sich in dem medizinischen Spezialgebiet der Epilepsien des Kindesalters zurecht zu finden.

Ulrich Stephani

VORWORT ZUR 1. AUFLAGE

Epilepsie ist ein weites Feld. Man hat aber meist ganz bestimmte Fragen. Daher ist die STIFTUNG MICHAEL bemüht, sich in ihren Informationsschriften auf umschriebene Themen zu konzentrieren wie: Rechtsfragen, pädagogische Probleme, Arbeitsfähigkeit und Berufswahl, Jugendliche und Epilepsie. Die vorliegende Schrift konzentriert sich auf Schulkinder mit Epilepsie, umgreift aber in diesem Rahmen sowohl den medizinischen wie den psychologischen Aspekt und behandelt sowohl die therapeutischen wie die pädagogischen Fragen.
Sie möchte letztlich den betroffenen Kindern damit am besten dienen, dass sie auf diese kompakte Weise Fachleute und Laien, also Ärzte wie Eltern, Lehrer wie Erzieher kompetent und allgemein verständlich informiert.
Ob und wie dieses anspruchsvolle Vorhaben gelingt, wird sich erweisen. Da vorgesehen ist, die Broschüre immer wieder auf den aktuellen Stand des Wissens zu bringen, ist die Mitarbeit der Leser durch kritische Anmerkungen und konstruktive Ergänzungen sehr erwünscht.

Ganz besonderer Dank gilt der Verfasserin der Schrift:
Frau Dr. med. Ritva A. Sälke-Kellermann war jahrelang Mitarbeiterin der Kinderabteilung am Epilepsiezentrum Bethel/Bielefeld bevor sie 1995 die Leitung der Kinderabteilung am Schweizerischen Epilepsie-Zentrum in Zürich übernommen hat.

Ich wünsche, dass das Büchlein den Helfenden ein kluger Ratgeber und den Betroffenen eine wirksame Hilfe wird.

Dieter Janz

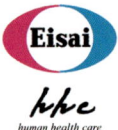
Die STIFTUNG MICHAEL dankt der Firma Eisai
für die Unterstützung des Drucks dieser Informationsschrift.

1 PLÖTZLICH IST ES PASSIERT - EIN BEISPIEL

1.1   Ein ganz gewöhnlicher Schultag

Laura hatte sich auf diesen Schultag gefreut. Ihre Lehrerin, Frau Neumann, hatte sie gebeten, ein kurzes Referat über ihr Hobby vorzutragen. Laura liebte Tiere. Zu Hause hielten sie Hühner und eine Katze. Außerdem hatte Manuela, ihre beste Freundin, sie einmal zum Reitstall mitgenommen. Laura durfte damals mithelfen, ein Pferd zum Reiten vorzubereiten und danach auch einmal selbst auf das Pferd steigen und einige Runden reiten. Laura war begeistert und bettelte sofort bei ihren Eltern, ob sie mit Manuela reiten dürfe. Einige Monate später feierte sie ihren 9. Geburtstag. Auf dem Geschenktisch lag ein kleines Buch mit einem schönen dunkelbraunen Pferd und seinem Fohlen auf dem Einband. Im Buch entdeckte Laura einen Gutschein zum Reiten. Sie fiel Vater und Mutter vor Freude um den Hals. Seit über einem halben Jahr nahm sie inzwischen jede Woche eine Reitstunde, und in den Ferien nahm sie sogar an einem Reitlager teil. Und nun hatte Frau Neumann sie gebeten, vor der ganzen Klasse über ihre Erfahrungen mit dem Reiten zu erzählen!

Der Vortrag war fertig. Er fiel in die letzte Stunde. Laura war ein bisschen nervös. Sie fühlte sich etwas müde und hatte schon in der vorhergehenden Stunde nicht richtig mitbekommen, was die Lehrerin sie gefragt hatte. Stolz begann sie mit der Schilderung ihrer ersten Reitstunde, in der sie fast vom Pferd gefallen war. Dann zeigte sie die Fotos. Von einem weißen Isländer-Pferd Funi, ihrem Lieblingspferd, gab es viele Aufnahmen. Laura erzählte, dass der Funi immer fressen wolle, auch im Liegen auf der Weide. Sie hielt das vergrößerte Foto hoch, damit alle es sehen konnten. Jeder lachte, auch Laura.

Plötzlich hörte ihr Lachen auf. „Nun will sie wohl ihren Vortrag fortsetzen", dachte Frau Neumann. Aber es kam nichts, Laura schaute nur nach oben. Frau Neumann drehte sich um, aber da war nichts zu sehen. Das Foto fiel Laura aus den Händen. Alle Kinder verstummten. Einige Sekunden lang war es unheimlich still. Keiner rührte sich. Frau Neumann erhob sich, ging zu Laura und fragte, ob sie sich nicht wohl fühle. Laura stand immer noch unbeweglich da. Nur ihre Augen schlossen und öffneten sich pausenlos, als ob sie geblendet wäre. Dann schaute sie die Lehrerin erstaunt an, hob das Foto hoch und strich sich durch die Haare. Frau Neumann fragte, ob sie ihren Vortrag fortsetzen wolle. Laura schaute sich um. Die Mitschüler saßen still da und warteten. Warum sahen alle so erstaunt oder erschrocken aus? Wir hatten doch gerade über Funi gelacht? Laura nahm Funis Foto wieder zur Hand, griff nach ihrem Vortragstext und sagte, dass sie jetzt vom Reitlager erzählen und ein Bild mit Funi beim Reiten mit der ganzen Gruppe noch zeigen wolle.

Als die Stunde zu Ende war, telefonierte Frau Neumann mit Lauras Mutter, Frau Deckers, und bat sie, Laura aus der Schule abzuholen. Frau Deckers wunderte sich, warum Laura nicht allein nach Hause kommen sollte. In der Schule erfuhr sie zwar von Lauras schönem Referat, doch Laura wirkte sehr gedrückt. Als Frau Neumann über die unerklärliche Pause mitten im Vortrag berichtete, wurde Frau Deckers nachdenklich. Sie selbst hatte auch schon beobachtet, dass Laura in letzter Zeit stiller geworden war und viel träumte. Beim Essen schaute sie oft ins Leere, ohne sagen zu können, woran sie gerade gedacht hatte. Stimmte etwas nicht mit Laura? War sie krank? Hatte sie beim Familienumzug zu viel Stress gehabt? – Laura hörte still zu, als sich die Mutter mit der Lehrerin beriet. Auf dem Heimweg saß sie schweigsam im Auto und träumte von Funi, während ihre Mutter überlegte, ob Laura einem Kinderarzt vorgestellt werden sollte. Ist Laura denn krank? Sie hat doch kein Fieber. Und sie hat auch immer normal gegessen und ungestört geschlafen.

Als der Vater nach Hause kam, saß Laura mit Funis Foto wie versunken da und versuchte nicht sehr überzeugend, ihn anzulächeln. „Na, dein Referat ist bestimmt gut gelaufen!", rief der Vater schon in der Tür. „Ja, aber ..." Das Gesicht des Vaters wurde immer ernster, als die Mutter von der „Pause" erzählte. Laura hatte fast Tränen in den Augen. Sie wagte nicht, die Mutter anzusehen. Mutter würde bestimmt weinen, wie immer, wenn ihr Vater so ernst aussah. Er schwieg dann eine ganze Weile – warum eigentlich? Sie, Laura, hatte doch nichts Böses getan.

Dem Vater war eingefallen, dass sein Bruder in der ersten Klasse auch plötzlich solche Störungen bekommen hatte, obgleich er eigentlich ganz gesund war. Der Kinderarzt hatte damals gesagt, es sei, als ob der Bub plötzlich „abschalte" und weder sehe noch höre, was sich in der Umgebung gerade abspiele. Er habe damals ein Medikament verordnet bekommen. Damit sei er dann wieder völlig normal gewesen. Könnte bei Laura etwas Ähnliches vorliegen? – Herr Deckers behielt seine Überlegungen für sich und meinte nur, sie bräuchten nun wohl Hilfe von Doktor Beneken. Der werde die Sache sicher klären können.

Alle drei fuhren gleich zum Kinderarzt, der zum Glück auch am Abend noch in der Praxis war. Der hörte sich alles genau an und stellte viele Fragen. Laura wurde immer gelassener, denn es waren ganz normale Fragen, die sie fast alle auch selbst hätte beantworten können. Auch Mutter und Vater entspannten sich etwas.

Dann lächelte Dr. Beneken. Warum? Ist alles vorbei? Ist alles in Ordnung? Doch er spricht von einer Krankheit! So kann doch nicht alles in Ordnung sein. Mit ruhiger Stimme teilte er seine Vermutung mit, dass Laura vielleicht ein Anfallsleiden habe, das oft im Schulalter beginne, aber sehr gut behandelbar sei.

Also, doch eine Krankheit! Nach einer EEG-Untersuchung stand fest, dass Dr. Benekens Vermutung zutraf: Laura litt an sogenannten Absencen (Abwesenheit), einer besonderen Art epileptischer Anfälle. Dr. Beneken sprach noch lange mit den Eltern über Untersuchungen und Medikamente, während Laura sich plötzlich sehr müde fühlte. Sie wollte nur noch zu Funi, den sie jetzt so gerne gestreichelt hätte. Endlich fuhren sie nach Hause. Es war spät geworden. Laura ging zu Bett, dachte an Funi und schlief endlich ein. Im Wohnzimmer saßen ihre Eltern noch lange und besprachen Lauras Situation. Sie konnten es kaum fassen, dass ihre Tochter, die immer gesund und fröhlich gewesen war und in der Schule so leicht gelernt hatte, jetzt von einer Störung in ihrem Gehirn betroffen wäre. Sie konnten sich nicht mehr erinnern, wie Dr. Beneken diese Krankheit genannt hatte. Sie nahmen sich vor, am nächsten Tag bei einem vereinbarten Besuch in seiner Praxis danach zu fragen. Und sie hatten noch so viele weitere Fragen.

1.2   Lauras Tagebuch

Am nächsten Abend saß Laura in ihrem Zimmer und erinnerte sich noch einmal an ihr Referat. Ein zunächst ganz normaler Schultag hatte sich ganz und gar in einen ungewöhnlichen verwandelt. Noch einmal besah sie sich Funis Foto. Sie saß schon in ihrem Bett, als sie das Tagebuch in die Hand nahm und anfing zu schreiben: „Hallo, mein liebes Pulunen (so nennt sie ihr Tagebuch), gestern war ich bei Dr. Beneken. Er hat mich ganz genau untersucht. Eigentlich bin ich nicht krank, aber es ist etwas ganz komisches passiert: Ich stand vor der Klasse und hielt mein Referat über meinen Reitunterricht. Dabei zeigte ich gerade das lustige Foto von Funi, du weißt ja, das Foto, wo er auf der Wiese liegt – und frisst, wie immer! Alle lachten. Und dann weiß ich nicht, was passierte, warum die Lehrerin plötzlich neben mir stand, ich hatte es gar nicht gemerkt, wie sie kam und mich etwas fragte. Die anderen lachten gar nicht mehr, vielleicht, weil ich Funis Foto hatte fallen lassen. Nach der Stunde durfte ich nicht alleine nach Hause gehen, sondern Mama musste mich abholen. Frau Neumann erzählte ihr dann, dass ich plötzlich ‚abwesend' gewesen sei. Doch ich war gar nicht weg gewesen! Dr. Beneken meinte später, nachdem er meine Hirnströme gesehen hatte – stell' dir vor, er hat wirklich gesagt, dass er Hirnströme lesen kann! – dass er die ‚Abwesenheit' in der Kurve gesehen hätte. Wie kann er etwas sehen, was nicht da ist? Ich verstehe das nicht. Hat der Doktor sich nur einen Spaß erlaubt? Aber Mama und Papa glauben ihm, und sie wollen mich noch einmal zu irgendeiner Untersuchung bringen. Was hältst du davon? Ich glaube, ich bin ein Sonderfall. Ich habe noch nie gehört, dass jemand ‚abwesend' ist, obgleich er da ist. Wie kann ich in meine Klasse gehen, wenn ich ‚abwesend' bin? Was meinst du, Pulunen, über die Hirnströme? Sind die auch abwesend? Aber schreiben kann ich noch. Oder ist es etwas mit dem Zauber?"

Laura schloss die Augen und grübelte: „Bin ich das einzige Kind, das mitten am Tag und vor der Klasse plötzlich wie abwesend ist? Habe ich etwas Falsches getan? Haben alle über mich gelacht? Hätte ich mein Referat besser nicht gehalten? Wäre dann das Ganze vielleicht gar nicht passiert?" Am liebsten würde sie mit Funi ganz weit weg reiten, dorthin, wo keiner von der Geschichte weiß. Dort würde sie in eine Klasse gehen und nie wieder „abwesend" sein. Sie träumte von neuen Klassenkameraden – und da kommen sie auch schon, einige fahren mit dem Fahrrad, einige rennen, winken und rufen: „Hallo, Laura, kommst du mit uns? Du warst 'abwesend', dann gehörst du jetzt zu uns." Sie begrüßen Laura und setzen sich mit ihr in einen Kreis. Alle sind freundlich und nett zu ihr. Sie wollen Laura kennenlernen.

1.3 Lauras Traum

Alexander schnipst mit den Fingern und meldet sich wie in der Schule: „Ich fange mal an: Wenn ich einen Anfall bekomme, weiß ich auch nicht, was passiert. Ich bin wie weggetreten, als ob ich schlafe. Aber ich schlafe gar nicht. Meine Mutter erzählte dem Arzt, dass ich dann wie durch Menschen und Wände hindurch schaue, aber ich sehe nichts, ich weiß nichts davon. Dann soll ich schmatzen, als ob ich etwas kaue und schlucke, aber ich habe doch nichts im Mund. Wenn der Anfall lange dauert, gleite ich manchmal vom Stuhl ab. Das merke ich erst dann, wenn ich wieder wach werde und auf dem Boden liege. Nach dem Anfall bin ich so müde, dass ich nur schlafen möchte. Passiert solch ein Anfall in der Schule, kann ich mich auf eine Matratze legen. Seit ich Medikamente nehme, sind die Anfälle kürzer geworden. Meinen Arzt möchte ich gern fragen, was es bedeutet, dass ich vor den Anfällen jedes Mal so ein komisches Gefühl im Magen bekomme. Froh bin ich immer, wenn jemand bei mir ist, wenn ich wieder wach werde."

„Ich bin Daniel. Als ich in der dritten Klasse war, war ich auch oft ‚abwesend' – das sagten meine Eltern und auch der Lehrer. Es waren ‚richtige Absencen' (Abwesenheiten), sagte mein Arzt. Ich bemerkte es selbst nicht, aber manchmal guckten die Leute mich so komisch an, und ich dachte, dass ich etwas falsch gemacht hätte. Mit den Tabletten war es weg. Jetzt vergesse ich die Anfälle oft ganz und gar, aber die Tabletten vergesse ich nie, meine Mama passt auch darauf auf. Jetzt bin ich 14 Jahre alt. Mein Hobby ist Tanzen. Ich habe mit meiner Schwester viele Wettbewerbe gewonnen."

Danach meldet sich Stephan: „Ich hatte Anfälle, als ich noch nicht zur Schule ging. Ich sah manchmal eine Art bunter Sterne fliegen. Das wären Anfälle, sagten meine Eltern. Als die Tabletten nicht geholfen haben, wurde eine Operation im Gehirn gemacht. Genauer gesagt: Es wurde ein Teil aus dem Hinterhauptslappen herausgeschnitten. Dort lag nämlich die Ursache der Anfälle. Es waren ‚Herdanfälle'. Nach der Operation kamen sie nie wieder. Ich lag in einem Krankenhaus, alles andere habe ich vergessen. Ich weiß nur noch, dass ich einmal mit meiner Mutter in einem Notfallwagen gefahren bin."

„Weißt du Laura", fängt Jessica an, „bei mir ist es ganz anders: ich falle richtig um, wenn ein Anfall kommt. Vorher merke ich nichts. Meine Eltern sagten, dass ich mit meinen Armen und Beinen ganz heftig stoße und danach schlafe. Wenn ich wach werde, tut es oft an der Zunge weh, dann habe ich mir während des Anfalls in die Zunge gebissen. Manchmal habe ich danach auch Muskelschmerzen. Als ich im Schullandheim war, stürzte ich bei einer Fahrradtour. Auch das war wieder ein Anfall. Ich hatte an der Stirn eine Platzwunde, die sehr geblutet hat. Die musste im Krankenhaus genäht werden. Meine Lehrerin kam mit mir ins Krankenhaus. Am nächsten Tag konnte ich im Lager wieder alles mitmachen. Meine Ärztin sagte, dass ich Grand mal-Anfälle habe, aber zu Hause sagt man manchmal einfach ‚große Anfälle'."

Alle hören aufmerksam zu, als Markus über seine Anfälle erzählt: „Ich merke immer, wenn ein Anfall kommt: es fängt in der linken Hand an, wie ein Kribbeln oder ‚Ameisenlaufen'. Von den Fingern zieht es hoch den Arm sogar bis zur Schulter. Dann zuckt der ganze Arm, ich kann ihn dann nicht still halten. Manchmal werde ich ganz wütend, balle die linke Hand zur Faust und befehle dem Arm, still zu sein. Und wie ein Wunder kommt der Arm manchmal tatsächlich wieder zur Ruhe. Wenn ich mich ganz schwach fühle, fängt nach dem Arm auch das Bein zu zucken an. Dann kann ich nicht mehr laufen, bis der Anfall vorbei ist."

Nun will Christian von seinen Anfällen berichten: „Es ist nur zweimal passiert. Ich war schon im Bett und gerade eingeschlafen. Plötzlich wurde ich wach. Ich dachte, jemand zieht an meiner Backe, aber ich war ganz allein. Ich hatte Angst und wollte meine Mama rufen, aber ich konnte nicht sprechen. Ich war so erschrocken, dass ich schnell in das Schlafzimmer meiner Eltern lief. Die fragten, was los sei. Aber ich konnte gar nicht reden. Daraufhin haben sie den Notarzt gerufen. Als er kam, war alles schon vorbei. Am nächsten Tag zeigte die Untersuchung beim Kinderarzt, dass ich keine Tabletten benötige, auch wenn solch ein Anfall noch einmal auftreten sollte. Ein halbes Jahr später kam dann noch ein Anfall, aber da war ich nicht mehr so erschrocken, sondern lief gleich zu meinen Eltern. Die haben mich in den Arm genommen, bis der Anfall vorbei war."

Kerstin zögert etwas, bevor sie von ihren Anfällen erzählt: „Ich habe auch Absencen, aber die sind ganz anders als bei Daniel. Wenn ich in ein helles Licht schaue, fangen die Augen an zu blinzeln und es ist mir ganz komisch. Ich nehme jetzt zwei verschiedene Sorten von Tabletten. Damit ist es besser geworden. Aber ich will nicht mehr in die Schule gehen, da die anderen mich immer hänseln. Die Lehrerin hat ihnen gesagt, sie dürfen das nicht. Aber sie tun es trotzdem, wenn die Lehrerin gerade nicht aufpasst."

„Hier darf keiner böse sein! Hier halten wir alle zusammen!" ruft Markus, und alle klatschen Beifall, auch Laura. Plötzlich erschrickt sie, weil die Tür aufgeht und ihre Mutter ins Zimmer kommt. „Mama, wo sind die anderen Kinder?" „Welche anderen Kinder?" fragt die Mutter erstaunt. „Nun, die mit den Anfällen!" „Mein liebes Kind, hast du geträumt?" Ihre Mutter nimmt Laura fest in den Arm. Doch Laura hat bereits beschlossen, sich auf die Suche nach den anderen Kindern zu machen.

1.4   Was erleben Eltern, wenn ihr Kind einen Anfall hat?

Lauras Anfälle, Abwesenheiten (Absencen), wirkten zunächst nicht spektakulär. Wenn aber ein Anfall mit heftigen Zuckungen, mit Sturz oder mit plötzlichem Bewusstseinsverlust auftritt, erleben Eltern oft einen Schreck, den sie nie vergessen werden. Sie wissen nicht, was mit ihrem Kind passiert, sie bekommen Angst, fürchten, dass das Leben ihres Kindes bedroht ist, und fühlen sich in dem Moment hilflos. Meistens folgt dann sofort eine Vorstellung des Kindes beim Kinderarzt oder in der Notfallambulanz eines Krankenhauses. Weitere Arztbesuche mit verschiedenen Untersuchungen zur Klärung der Ursache des Ereignisses werden geplant. Während dieser belastenden Tage fragt fast nie jemand die Eltern, wie sie sich fühlen. Diese können kaum ihre Angst, Wut und Verzweiflung äußern. Es geht ihnen zuerst um ihr Kind. Sie hegen die Hoffnung, dass man nichts „Böses" findet. Vielleicht war es nur „ein Fieberkrampf", ein durch Fieber provozierter Anfall. Hoffentlich ist es keine Krankheit! Vielleicht war das Kind nur „zu müde", oder es hatte „unter dem Wetter gelitten", oder hatte sich „plötzlich erschrocken". Unter Umständen möchten die Eltern sich in ihrer Angst und Unsicherheit etwas Zeit nehmen und den Beginn diagnostischer Untersuchungen sogar hinauszögern.

2 EPILEPTISCHE ANFÄLLE UND EPILEPSIE

2.1 Was versteht man unter einer Epilepsie?

Laura hatte während ihres Vortrages einen Anfall, den man „Absence" (Abwesenheit) nennt. Solche Anfälle, aber auch anders geartete Anfälle, wie bei Alexander, Stephan, Jessica und den anderen Kindern aus Lauras Traum, sind Symptome einer Krankheit, die Epilepsie genannt wird.

Epilepsie, dieses etwas ungewöhnlich klingende Wort, kommt aus dem Griechischen und bedeutet „ergriffen" oder „gepackt" sein. Damit kommt zum Ausdruck, dass dem betroffenen Menschen „etwas passiert", was er nicht selbst steuern kann. Epilepsie ist eine Erkrankung des Gehirns mit einer bleibenden Bereitschaft zu epileptischen Anfällen. Treffender für die Vielfalt der Erkrankungsformen spricht man auch von Epilepsien (in der Mehrzahl).

2.2 Was geht bei einem epileptischen Anfall vor sich?

Ein epileptischer Anfall ist ein vorübergehendes Ereignis, das sich mit Merkmalen und Symptomen äußert, die im Gehirn bei einer abnormen, überschießenden und synchronen/gleichlaufenden Aktivität der Nervenzellen entstehen. Ein Anfall unterbricht die Tätigkeit, das Denken, Fühlen und/oder Handeln. Die Entladungsstürme der Nervenzellen im Gehirn führen z.B. zu einem vorübergehenden Aussetzen des Bewusstseins, zu unmotivierten Handlungen, zu unkontrollierten Bewegungen oder zum Verlust der Haltung (oft mit Stürzen) bis hin zu umschriebenen oder den ganzen Körper erfassenden heftigen Muskelzuckungen. Es gibt verschiedene Arten von Anfällen, abhängig davon, in welcher Region des Gehirns abnorme Entladungen den Anfall verursachen. Bei einigen sogenannten fokalen Anfällen, deren Ursprung nur eine kleine umschriebene Region im Hirn umfasst, kann das Bewusstsein ganz oder teilweise erhalten bleiben. Ein epileptischer Anfall dauert wenige Sekunden bis zu 1-2 Minuten, selten länger. Anfälle können im Wachen wie auch im Schlaf auftreten.

2.3 Wie kann es zu einem Anfall kommen?

Ein einzelner Anfall kann bei jedem Menschen unter bestimmten außergewöhnlichen Bedingungen auftreten, wenn die Hirnfunktionen einmal gestört werden.

Die Auslöser dafür sind vielfältig, wie Entzündung des Gehirns, schwere Allgemeinkrankheiten, Stoffwechselstörungen, Unfälle mit Schädel-Hirntrauma, Missbrauch von Betäubungsmitteln und Alkohol, extremer Stress mit mehreren anderen Faktoren. Im Gegensatz dazu besteht bei Menschen mit Epilepsie eine dauernde Bereitschaft zu epileptischen Anfällen. Ursache kann z.B. eine Hirnverletzung, eine angeborene Erbanlage-bedingte Bereitschaft, ein Hirntumor oder eine Hirnfehlbildung sein.

MÖGLICHE URSACHEN DER ANFÄLLE
Genetische (Erbanlage-bedingte) Ursache
Geschädigte Struktur des Gehirns oder angeborene Hirn-Strukturfehler
Immunologische Entzündungsaktivität
Stoffwechselstörung (angeboren)
Akute (kurzfristige) oder chronische (länger andauernde) Infektion
Unbekannte Ursachen

2.4   Was ist ein Epilepsie-Syndrom?

Epilepsien wurden nach klinischen Merkmalen zu Gruppen geordnet. Voraussetzungen für die Diagnose „Epilepsie-Syndrom" sind eine oder mehrere bestimmte Anfallsform/en, bestimmte körperliche Symptome und Veränderungen im EEG („Hirnstrombild"). Auch die Ursache der Epilepsie, die weitere Entwicklung der Erkrankung oder das Alter des Patienten beim Krankheitsbeginn können als Kriterien zur Eingrenzung eines Epilepsie-Syndroms beitragen.

2.5   Wie häufig sind Epilepsien?

Epilepsien gehören zu den häufigsten neurologischen Krankheiten. Die Häufigkeit akuter, neuer Erkrankungen in der Bevölkerung innerhalb eines Jahres beträgt etwa 40 Fälle pro 100 000 Menschen. Die Zahl der Menschen mit Epilepsie, gemessen zu einem bestimmten Zeitpunkt, wird in Europa auf 5-9 Menschen pro 1000 Einwohner geschätzt.

Epileptische Anfälle können in jedem Alter auftreten. Man beobachtet zwei Häufigkeitsgipfel: bei Kindern von der Geburt an bis etwa zum 20. Lebensjahr und bei älteren Menschen nach dem 65. Lebensjahr. Dass Kinder so oft betroffen sind, hängt damit zusammen, dass das Gehirn des Neugeborenen noch unreif ist und erst in der Pubertät die normale Reife erreicht. Das Gehirn ist in dieser Reifungsphase störanfälliger als später. Außerdem beginnen Epilepsien mit einer genetischen Veranlagung, bei Fehlbildungen der Hirnstruktur oder des Hirnstoffwechsels mehrheitlich im Kindesalter.

Etwa 5 % aller Menschen haben bis zu ihrem 20. Lebensjahr mindestens einmal einen epileptischen Anfall. Bei den allermeisten Betroffenen handelt es sich dabei aber um sogenannte Gelegenheitsanfälle, d.h. um Anfälle, die nur aufgrund einer bestimmten Auslösersituation (Flackerlicht, Fieber oder anderes) auftreten und aus denen sich im weiteren Leben keine Epilepsie entwickelt. Dazu gehören Anfälle junger Kinder in den ersten fünf Lebensjahren während fieberhafter Infekte, sog. fiebergebundene Anfälle (Fieberkrämpfe). Bei Kindern mit einer angeborenen Bereitschaft kann ein fiebergebundener Anfall aber auch das erste Zeichen einer späteren Epilepsie sein. Gegenüber Gelegenheitsanfällen sind Epilepsien deutlich seltener.

Epileptische Anfälle und Epilepsien kommen überall in der Welt vor, in allen Völkern und Kulturen. Die diagnostischen Möglichkeiten und die Behandlungschancen sind in der westlichen Welt jedoch deutlich besser als in den weniger entwickelten Ländern der Dritten Welt. Technische Untersuchungsmöglichkeiten (Elektroenzephalographie [EEG], Schnittbildverfahren wie die Magnetresonanztomographie [MRT]) sind in großen Teilen der Welt gar nicht vorhanden. Es fehlen Medikamente, besonders neuere Medikamente, die oft besser verträglich sind. Unter ärmlichen Bedingungen werden Behandlungen notgedrungen mit den ältesten und billigsten Medikamenten, wie Phenobarbital und Phenytoin, durchgeführt.

2.6   Wie unterscheidet man epileptische Anfälle?

Epileptische Anfälle sind unterschiedlich ausgeprägt. Nach der neuen Klassifikation der Anfälle und der Epilepsien durch die Internationalen Liga gegen Epilepsie (ILAE 2014) unterscheidet man nach deren Erscheinungsbild und nach dem Befund des Elektroenzephalogramms (des EEGs) fokale und generalisierte Anfälle.

Ein fokaler Anfall wird im Gehirn in einem Herd (Fokus) ausgelöst und kann sich von dort aus auf benachbarte Hirnregionen ausbreiten. Der Anfall zeigt sich in unwillkürlichen Bewegungen, Muskelzuckungen, Muskelverkrampfung oder verschiedenen Funktionsstörungen, wie z.B. Bewusstseinseintrübung, Bewusstlosigkeit.

Hautkribbeln, ungewöhnliche Geruchsempfindungen oder andere Sinnesempfindungen kann der Betroffene mitteilen, wenn das Bewusstsein nicht gestört ist. Die Art des Anfalls hängt davon ab, welche Region des Gehirns betroffen ist. Das EEG während des Anfalls zeigt oft Hinweise auf die Stelle am Gehirn, wo der Anfall beginnt und wie sich die Entladungsaktivität bei bestimmten Anfallsformen ausbreitet.

Man spricht von generalisierten Anfällen, wenn der ganze Körper oder beide Körperseiten gleichartige motorische Symptome zeigen oder wenn als Hauptsymptom eine Bewusstseinsstörung auftritt (wie bei Absencen/Abwesenheiten). Das EEG zeigt während eines solchen Anfalls eine epileptiforme Entladungsaktivität über dem ganzen Gehirn oder über bestimmte Regionen beider Hirnhälften.

2.7   Klassifikation der epileptischer Anfälle

Klassifikationen und Ordnungen der epileptischen Anfälle und der Epilepsie-Syndrome bilden ein System mit wichtigen Hinweisen sowohl für die gegenseitige Verständigung der Fachleute als auch für die Diagnostik und die Planung der Therapie. Seit Beginn des vorigen Jahrhunderts wurden mehrere Klassifikationen ausgearbeitet und neuen Forschungsergebnissen angepasst. Zuletzt wurde im Jahr 2014 das ausgearbeitete Ergebnis der weltweit aktiven Experten aktualisiert.

In der neu vorgeschlagenen Klassifikation der Anfälle und der Ordnung der Epilepsien finden sich aufgrund neuer wissenschaftlicher Erkenntnissen einige Änderungen und Ergänzungen. Anfälle werden in drei Gruppen geteilt:
1. Fokale Anfälle
2. Generalisierte Anfälle
3. Anfälle unbekannten Ursprungs

2.7.1   Fokale Anfälle

Zur Charakterisierung fokaler Anfälle werden die am Patienten beobachteten Symptome, die Veränderungen dieser Anfälle und ihr zeitlicher Ablauf in allen Einzelheiten beschrieben. Fokale Anfälle zeigen oft eine allmählich fortschreitende Entwicklung (Evolution) der Anfallssymptome. Die Ausprägung einzelner Erscheinungen und deren Dauer (in Sekunden und Minuten) kann variieren von Mal zu Mal. Jeder Patient hat seine typischen Symptome. Video-Aufnahmen mit einer gleichzeitigen EEG-Ableitung, auch Video-Aufnahmen der Anfälle zu Hause, helfen dabei, Anfallsabläufe genau zu dokumentieren.

Folgende Hinweise geben eine Orientierung für die Anfallsbeschreibungen:

- Keine Bewusstseinsstörung
- Motorische Symptome oder vegetative Symptome
  (z.B. Rötung, Übelkeit, Erbrechen)
- Sensorische oder psychische Symptome
  (z.B. Hautkribbeln, Angst, Glücksgefühl, Schwindel, Gefühl, dass ein Anfall
  kommt – was früher Aura genannt wurde)
- Bewusstseinseintrübung
- Verkennungserlebnisse (verzerrte Wahrnehmungen)
- Entwicklung des Anfalls zu einem ein- oder beidseitigen Anfall mit Verkrampfungen (konvulsiver Anfall) mit Versteifungen, mit Zuckungen oder
  kombinierten Versteifungungen und Zuckungen.

Ein Beispiel für einen fokalen Anfall: Beginn mit einem unbestimmten Gefühl in
einer Körperregion, anschliessend Kopfdrehung nach links, gefolgt von einer
leichten Wendung des Oberköpers und Muskelzuckungen auf derselben Seite,
eventuell auch einhergehend mit einer Bewusstseinseintrübung und Verlust der
Ansprechbarkeit.

2.7.2   Generalisierte Anfälle

Bei generalisierten Anfällen ist das ganze Gehirn oder große Teilde der beiden
Hirnhälften betroffen. Der Beginn ist abrupt, die Dauer verschiedener Anfalls-
typen unterschiedlich.

GENERALISIERTE ANFÄLLE	
Großer Anfall mit Versteifungen und Zuckungen (tonisch klonischer Anfall)	Beginn mit Versteifung des Körpers (tonische Phase), Bewusstseinsverlust, evtl. Haltungsverlust (z.B. zu Boden gleiten, Sturz). Dann heftige beidseitige rhythmische Zuckungen der Arme, Beine und der Gesichtsmuskeln, erschwerte Atmung. Dauer etwa 2-3 Minuten. Übergang in einen epileptischen Status (Dauer > 5 Min.) möglich.

EPILEPTISCHE ANFÄLLE UND EPILEPSIE

ABWESENHEITSANFÄLLE (Absencen)	
Typische Abwesenheit	Beginn mit einer plötzlichen Bewusstseinspause und Unterbrechung der aktuellen Tätigkeit, keine Ansprechbarkeit, Gesicht ausdruckslos, Augen geöffnet, Blickrichtung oft leicht nach oben. Plötzliches Ende und Aufnehmen der vorausgegangenen Tätigkeiten. Dauer einige Sekunden bis max. 30 Sekunden. Erinnerungslücke für die Zeit des Anfalls.
Untypische Abwesenheit	Allmählicher Beginn der Bewusstseinseintrübung, die mild oder stärker ausgeprägt sein kann, laufende Tätigkeiten können automatisch fortgesetzt werden. Ansprechbarkeit eventuell teilweise reduziert erhalten. Allmähliche Aufklärung des Bewusstseins, Ende unscharf.
Abwesenheit mit Zuckungen	Abwesenheit mit leicht ausgeprägten kurzen Zuckungen (Myoklonien), meist im Gesichtsbereich.
Abwesenheit mit Lidzuckungen	Auslösung des Anfalls durch Lichtreize („eine Reflexepilepsie"), schnelle Zuckungen der Augenlider, leichte Blickwendung nach oben, verminderte Reaktion auf Ansprache, Ausbreitung in einen Versteifung- und Zuckungsanfall möglich.

ZUCKUNGSANFÄLLE (myoklonische Anfälle)	
1. Einfache Zuckung (Myoklonie)	Plötzliche, kurze, einzeln oder wiederholt auftretende Zuckung von einzelnen Muskeln oder von Muskelgruppen, ein- oder beidseitig.
2. Negative Zuckung (atonische Myoklonie)	Erschlaffen („Atonie") der Muskelspannung ohne eine vorausgehende Zuckung.
Anfall mit Verkrampfungen (klonischer Anfall)	Rhythmische, wiederholte Muskelzuckungen, die sich 2-3 mal pro Sekunde wiederholen, Dauer meist einige Minuten.
Anfall mit Versteifung (tonischer Anfall)	Heftige Verkrampfung / Versteifung einzelner Muskeln oder Muskelgruppen einseitig oder beidseitig, einer Körperhälfte oder des ganzen Körpers. Dauer 2-10 Sekunden.
Anfall mit Verlust der Muskelspannung (atonischer Anfall)	Verlust der Muskelspannung in einem bestimmten Bereich, in einer Körperhälfte oder beidseitig. Abhängig von der Ausbreitung ist ein Haltungsverlust möglich (mit Sturzgefahr).

2.7.3 Nicht genau definierte Anfälle

Epileptische Spasmen: bestehen meist aus einer plötzlich einschießenden und massiven Verspannung von einer Dauer 0,4 - 0,8 (max. 2) Sekunden, wobei der Hals, der obere Rumpf, die Hüften gebeugt werden und die Arme gleichzeitig in den Schultern und den Oberarmen nach außen gehoben, in den Ellenbogen gebeugt werden.

2.7.4 Durch Provokation ausgelöste Anfälle und Gelegenheitsanfälle

Durch äußere Reize können bei einer vorliegenden Anfallsbereischaft epileptische Anfälle ausgelöst werden. Als Auslöser funktionieren Licht- und Kontrast-Reize über die Augen, Geräusch- und Ton-Reize über die Ohren oder somatosensorische Reize über Berührung oder Bewegung. Anfälle, die durch einen bestimmten Reiz ausgelöst sind, werden „reflektorische Anfälle" genannt.

Bei einigen Epilepsiesyndromen mit einer Empfindlichkeit bei bestimmten Reizen, z.B. bei Lichtblitzen oder Temperatur, sollte die Vermeidung solcher Reize bei der Therapieplanung berücksichtigt werden (siehe: Therapien der Epilepsie, S. 97ff).

REIZE, DIE REFLEKTORISCHE ANFÄLLE AUSLÖSEN

Optische (Licht- und Seh-bedingte) Reize:
1. Flickerlicht, TV- oder Computerbildschirm, Disco, helles Sonnenlicht (besonders am Wasser)
2. Bestimmte Farbe, oder Muster (wie Linienmuster oder Karomuster)
3. Unerwartetes Erscheinen eines sich bewegenden Gegenstandes ins Blickfeld

Akustische (durch Hören vermittelte) Reize:
1. Plötzliche Geräusche (wie Telefonklingeln, Knall)
2. Musik (z.B. eine bestimmte Melodie)

Somatosensorische (durch Körperwahrnehmung) und kognitive (durch geistige Aktivität vermittelte) Reize:
1. Hautberührung an einer bestimmten Stelle
2. Hohe Temperatur beim Baden oder Duschen
3. Essen (z.B. eine warme Mahlzeit)
4. Lesen, Sprechen, Rechnen, Schreiben
5. Denken
6. Bestimmte Körperbewegungen (wie Schaukeln, sich Drehen)

Schlafmangel, akute Erkrankungen, besondere Belastungssituationen oder Vergiftungen (z.B. durch Alkohol, Medikamente, Pflanzengiften) können Anfälle auslösen, nicht nur bei Epilepsiekranken, sondern auch bei sonst gesunden Menschen. Solche Anfälle werden „Gelegenheitsanfälle" genannt.

3 EPILEPSIEN UND EPILEPSIESYNDROME

3.1 Vor dem Schulalter beginnende Epilepsien

WEST-SYNDROM	
Ursache	Die Ursachen sind symptomatisch (in der krankhaften Gehirnstruktur und -funktion liegend) oder genetisch. Symptomatische Ursachen sind u.a. Sauerstoffmangel vor, während oder nach der Geburt, Hirnfehlbildungen, Hirnschädigungen tuberöse Sklerose, Stoffwechsel-Krankheiten oder Infektionen. Bei West-Syndrom (5-30 %) liegt eine erbliche Neigung vor (z.B. eine Genmutation des Chromosoms Xp21.3-Xp22).
Häufigkeit	2-4 Fälle/100 000 Neugeborene. Jungen erkranken häufiger (ca. 60-70 %) als Mädchen.
Beginn	Anfälle beginnen zwischen 3. und 12. Lebensmonat, Gipfel bei 5 Monaten.
Anfallsform	Typisch sind sogenannte infantile Spasmen („Blitz-Nick-Salaam-Krämpfe"): blitzartig kurze Versteifungen (Beschreibung siehe: Epileptische Spasmen, S. 21), gedehnte beidseitige Krämpfe mit Beugung des Kopfes und des Oberköpers nach vorne und Streckung der angehobenen Arme, seltener mit Streckung des Körpers nach hinten. Spasmen dauern 0,2-2 Sekunden, und treten in kurzen Serien auf, die Erholungsphase dauert bis zu 90 Sekunden, oft mit Weinen.
EEG	**Zwischen den Anfällen:** Im Wachen zeigt sich eine sogenannte Hypsarrhythmie (ein chaotisches Wellenbild mit unregelmäßigen spannungshohen langsamen und spitzen Wellen), im Schlaf ein fragmentiertes Muster. Es gibt keinen normalen Grundrhythmus. **Während der Anfälle:** Das Wellenbild ist sehr wechselhaft: in 70 % der Fälle findet man eine hohe langsame Welle gefolgt von niederamplitudiger Spitzenaktivität und anschließendem Spannungsabfall für einige Sekunden, Dauer 1-5 Sekunden. Ab dem zweiten Lebensjahr verschwindet die Hypsarrhythmie, im EEG wird das Wellenbild ruhiger mit einem Übergang zu einer besser synchronisierten, aber meist noch unregelmäßigen Aktivität mit häufiger epileptiformer Entladungsaktivität.

WEST-SYNDROM (Fortsetzung)

MRT	Eine MRT-Untersuchung ist notwendig. Befunde bei symptomatischer Ätiologie sind z.B. Hirnfehlbildungen, Tumoren, Narben nach Traumen, die mit dem MRT erkennbar sind; bei anderen Ursachen ist das MRT eventuell unauffällig.
Behandlung	Die Therapie, die sofort beginnt, gestaltet sich in der Regel schwierig. Empfohlen wird als erste Behandlung ACTH (adrenokortikotropes Hormon), Prednison oder Vigabatrin; an zweiter Stelle ketogene Diät oder Topiramat. Folgende Medikamente kommen auch in Betracht: Zonisamid, Levetiracetam und Benzodiazepam. Oft ist eine Kombinationstherapie notwendig.
Weiterer Verlauf und Aussicht	Anfallsfrei werden Kinder mit West-Syndrom in etwa 24 %, meistens bei einer idiopathischen Ätiologie, dann gibt es auch eine gute psychomotorische Entwicklung. Die Mortalität (Todesfälle) liegt bei 11-23 %. Bestehende Anfälle wandeln sich in fokale Anfälle, Versteifungsanfälle (tonische Anfälle) und Zuckungsanfälle (myoklonische Anfälle) sowie untypische Abwesenheiten (Absencen), damit Übergang in ein Lennox-Gastaut-Syndrom (siehe dort). Entwicklung einer schweren globalen Hirnfunktionsstörung (Enzephalopathie) mit deutlicher Beeinträchtigung der geistigen und psychomotorischen Entwicklung durch die epileptische Aktivität selbst.

DRAVET-SYNDROM (schwere myoklonische Epilepsie des frühen Kindesalters)

Ursache	Mehrere Genmutationen mit unterschiedlichen Krankheitssymptomen sind bestätigt, meistens liegt eine Genmutation in einem Salz-Kanal, sog. Ionenkanal, der Nervenzellmembranen vor.
Häufigkeit	Ca. 1-2 % aller Kinder-Epilepsien. Prozentual gleich viele Mädchen wie Jungen sind betroffen.
Beginn	Erste Anfälle treten im Alter von 3-9 Monaten auf, meist mit fiebergebundenen Anfällen, und Anfällen mit Versteifungen und Zuckungen (tonisch-klonischen Anfällen) oder später auch mit einseitigen Zuckungsanfällen (klonischen Anfällen) auch ohne Fieber.

DRAVET-SYNDROM (Fortsetzung)

Anfallsform	Es werden drei Perioden der Krankheit unterschieden: **Anfangsperiode:** Generalisierter Anfall mit Versteifungen und Zuckungen (tonisch-klonische Anfälle), die mit oder ohne Fieber auftreten. **Aktive Krankheitsperiode:** Vielfältige Anfälle treten häufig und in verschiedenen Formen auf. Neben den schon genannten Anfallsformen zeigen sich generalisiert klonische Anfälle, untypische Abwesenheiten sowie fokale Anfälle bei einer hohen Anfallshäufigkeit. Oft kommen auch Serien von Zuckungs- und Versteifungsanfällen und epileptische Status vor. **Späte Periode:** Anfälle werden seltener. Anfälle mit Versteifungen und Zuckungen sind am häufigsten, teilweise in veränderter Form mit Überwiegen von Versteifungen, oft aus dem Schlaf heraus.
EEG	**Zwischen den Anfällen:** Nach den ersten Anfällen ist das EEG meist normal. In der aktiven Phase wird die Grundaktivität langsamer mit Auftreten von langsamen und hohen Wellen. Häufige epileptiforme Entladungen in verschiedenen Formen, fokal und generalisiert. **Im Anfall:** Im Wellenbild überwiegen langsame Spitze-Welle-Komplexe (2,5-3 Hz) mit Vielfachspitzen unterschiedlich korrelierend mit dem Anfallstyp.
Lichtempfindlichkeit	Auslösung der Anfälle durch Lichtreize wird selten beobachtet.
MRT	Diese Untersuchung wird durchgeführt, um andere Krankheiten auszuschließen. Beim Dravet-Syndrom ist der MRT-Befund zu Beginn der Krankheit meistens normal.
Behandlung	Medikamente sind nur teilweise wirksam. Empfohlen wird Valproinsäure in Kombination mit Clonazepam und Stiripentol; an der zweiten Stelle Topiramat, Ethosuximid, Levetiracetam und auch ketogene Diät. Selten kann Kalium-Bromid bei Anfällen mit Versteifungen und Zuckungen wirksam sein. Lamotrigin, Carbamazepin und Oxcarbazepin sind wegen Anfallsauslösung ausgeschlossen. Die Behandlung sollte in einer spezialisierten Abteilung oder Klinik durchgeführt werden.
Weiterer Verlauf und Aussicht	Anfälle treten weiter auf. Es entwickelt sich eine schwere allgemeine Entwicklungsstörung.

LENNOX-GASTAUT-SYNDROM

Ursache	Häufigste Ursachen (in 70 %) sind tuberöse Hirnsklerose, Fehlbildungen des Gehirns, traumatische Hirnschädigungen, Fehlbildungen der Hirnrinde. Bei 20-30 % bleibt die Ursache unbekannt. Bei einigen Kindern beobachtet man einen Übergang aus einem West-Syndrom in ein Lennox-Gastaut-Syndrom.
Häufigkeit	Die Häufigkeit beträgt etwa 5-10 % der Kinder mit Epilepsie und zeigt keinen Geschlechtsunterschied.
Beginn	Erste Anfälle treten zwischen dem 2. und 7. Lebensjahr auf, selten als Spätform erst in der Pubertät.
Anfallsform	Anfälle sind sehr unterschiedlich: typisch sind nächtliche Versteifungsanfälle; am Tag Versteifungsanfälle mit Stürzen und Verletzungsrisiko; Anfälle mit Verlust der Muskelspannung (atonische Anfälle), untypische Abwesenheiten, und epileptische Status (Status epileptici) ohne Muskelverkrampfungen. Generalisierte Anfälle mit Versteifungen und Zuckungen sind selten.
EEG	**Zwischen den Anfällen:** Die Grundaktivität ist langsam. Es treten häufige, kurze und längere Gruppen von unregelmäßiger epileptiformer Aktivität mit langsamen Spitze-Welle-Formationen (2,0-2,5 Hz) auf. **Im Anfall:** Langsame, beidseitige, auch generalisierte Spitze-Welle-Kombinationen (<2,5 Hz) sind häufig und zum Teil mit Vielfachspitzen verbunden. Anfang und Ende der Entladungen treten nicht zeitgleich mit den äußeren Anfallssymptomen auf. Niederamplitudige Spitzen-Serien korrelieren mit Versteifungsanfällen, besonders im Schlaf.
MRT	Pathologische Befunde werden bei etwa 30 % gefunden. Bei normalem MRT kann eine funktionelle Untersuchung mit der Positronen-Emissions-Tomographie (PET) mit markierten Zuckermolekülen (FDG-PET) Auffälligkeiten der Hirnaktivität aufdecken.
Behandlung	Eine optimale medikamentöse Einstellung gelingt selten, eine Kombinationstherapie ist oft notwendig Empfehlung: Valproinsäure als Basismedikament (*Achtung: nur begrenzt geeignet für Mädchen wegen eines Risikos von Fehlbildungen des Embryos oder des Fötus*), Kombination mit Lamotrigin, Levetiracetam, Topiramat, Rufinamid und Zonisamid. ...

LENNOX-GASTAUT-SYNDROM (Fortsetzung)

Behandlung (Fortsetzung)	... Hohe Dosierungen sind notwendig, dabei ist es besonders wichtig auf Nebenwirkungen zu achten. Kombination mit ketogener Diät oder der Stimulation des Nervus vagus (siehe: Therapien der Epilepsien, S. 97f) ist möglich.
Weiterer Verlauf und Aussicht	Anfälle (in 80-95 % der Fälle) sind begleitet von einer geistigen und seelischen Entwicklungsstörung. Die Sterblichkeit beträgt etwa 3-7 %. Ein günstiger Verlauf ist nur bei etwa 7-15 % der Betroffenen zu erwarten.

DOOSE-SYNDROM (myoklonisch-astatische Epilepsie)

Ursache	Eine genetische Veranlagung durch mehrere Genveränderungen wird vermutet.
Häufigkeit	Etwa 2 % der Epilepsien im Kindesalter gehören zu dieser Gruppe. Das männliche Geschlecht ist etwas häufiger (65 %) betroffen.
Beginn	Erste Anfälle mit Versteifungen und Zuckungen treten im Alter von 18-60 Monaten auf. Bei 11-28 % der Betroffenen gehen fiebergebundene Anfälle voraus.
Anfallsform	Typisch für das Syndrom sind Anfälle mit kurzen Muskelzuckungen und mit Verlust der Muskelspannung (myoklonisch-astatische Anfälle) und negative Myoklonien verbunden mit Verlust der Muskelspannung (atonisch-astatische Anfälle) begleitet von Myoklonien und untypischen Abwesenheiten. Ein epileptischer Status ohne Verspannungen und Verkrampfungen tritt bei etwa 30 % auf. Häufig (bei etwa 75-90 %) kommen auch große Anfälle mit Versteifungen und Zuckungen (ohne Fieber) vor.
EEG	**Zwischen den Anfällen:** Die Grundaktivität ist normal. Man findet häufig hohe Theta-Rhythmen (4-7 Hz) über dem Hinterkopf. Gruppen von langsamen Spitze-Welle-Komplexen (2-3 Hz.), auch mit Vielfachspitzen, nehmen im Schlaf zu. **Im Anfall:** Beim Auftreten von Myoklonien erscheinen Vielfachspitzen mit nachfolgender langsamer Welle (2,5-3 Hz.). Im Status mit Muskelzuckungen (Myoklonien) und Abwesenheiten (Absencen) findet man unregelmäßige (Vielfachspitzen-)Spitze-Welle-Komplexe. Eine Lichtempfindlichkeit kommt in ca. 20 % der Betroffenen vor.

DOOSE-SYNDROM (Fortsetzung)

MRT	Hirnschädigungen liegen nicht vor. Eine MRT-Untersuchung ist nur bei einer Unsicherheit der Diagnose angezeigt.
Behandlung	Valproinsäure ist am besten wirksam, oft erst in einer hohen Dosis (*Achtung: nur begrenzt geeignet für Mädchen wegen eines Risikos von Fehlbildungen des Embryos oder des Fötus*). Bei Bedarf kann eine Kombination mit Ethosuximid, Lamotrigin oder Levetiracetam wirksam sein. Alternativen sind Benzodiazepine oder ketogene Diät, selten eine Hormontherapie (Adrenokortikotropische Hormone, Kortison-Puls-Therapie). Carbamazepin, Phenytoin und Vigabatrin können Anfälle provozieren und sind deshalb verboten (*kontraindiziert*)!
Weiterer Verlauf und Aussicht	Nach Erreichen der Anfallsfreiheit ist eine günstige geistige und seelische Entwicklung zu erwarten. Etwa 20 % der Kinder zeigen trotz der Behandlung weitere Anfälle und eine leicht verzögerte Entwicklung und weitere 20 % eine deutliche Entwicklungsretardierung.

LANDAU-KLEFFNER-SYNDROM – epileptische Aphasie (erworbener Sprachverlust)

Ursache	Frühere Vermutung einer entwicklungsabhängigen altersgebundenen Funktionsstörung des Gehirns wurde aufgegeben; in neueren Untersuchungen ließen sich bei einigen Patienten Genmutationen nachweisen, ähnlich wie bei ESES oder bei der Rolando-Epilepsie (siehe unten). Betroffen sind die Schläfenlappen. Selten (in etwa 12 %) treten Anfälle auch bei Familienangehörigen auf.
Häufigkeit	Seltenes Syndrom.
Beginn	Erste Anfälle kommen zwischen dem 2. und 8. Lebensjahr vor, meistens mit 5-7 Jahren. Symptome erscheinen in zeitlicher Reihenfolge: 1. Unfähigkeit, die gesprochene Sprache zu verstehen oder andere Töne richtig zu erkennen (auditive Agnosie), in der Folge Sprachstörung bis zum kompletten Sprachverlust (Aphasie). 2. Hyperkinetische Verhaltensstörung im Sinne eines Aufmerksamkeits-Defizit- und Hyperaktivitäts-Syndroms (ADHS). 3. Epileptische Anfälle bei 75 %.

LANDAU-KLEFFNER-SYNDROM (Fortsetzung)

Anfallsform	Verschiedene Anfallsarten: große Anfälle mit Versteifungen und Zuckungen, fokale Anfälle und epileptische Status. Anfälle sind oft mit Schlaf verbunden.
EEG	Die Grundaktivität ist normal. Ein typischer EEG-Befund zeigt steile Wellen (sharp waves) einzeln oder mit langsamen Spitze-Welle-Komplexen, Schwerpunkt liegt über den beiden hinteren Schläfenlappen. Aktivierung im Schlaf bis zu kontinuierlichen Entladungen ist möglich.
MRT	In der Regel normal.
Behandlung	Eine medikamentöse Therapie ist schwierig. Empfohlene Medikamente: Valproinsäure (*Achtung: für Mädchen nur begrenzt geeignet wegen eines Risikos von Fehlbildungen des Embryos oder des Fötus*), Ethosuximid, Sultiam und Benzodiazepine, Lamotrigin, Levetiracetam oder Topiramat. Eine alternative Therapie bietet die ketogene Diät an. Selten kommt eine Hormontherapie (mit adrenokortikoiden Hormonen oder Kortison) in Frage. Phenytoin, Carbamazepin und Phenobarbital können Anfälle auslösen, also verboten (*kontraindiziert*)!
Weiterer Verlauf und Aussicht	Die Epilepsie hört spätestens in der Pubertät auf. Sprachstörung und Entwicklungsverzögerung bleiben häufig in gemilderter Form bestehen.

GENERALISIERTE EPILEPSIE, FIEBERGEBUNDENE ANFÄLLE PLUS
(Generalised Epilepsy Febrile Seizures Plus, GEFS+)

Ursache	Mehrere Genmutationen sind identifiziert. Vererbung ist autosomal-dominant mit einer Durchsetzungskraft von etwa 60 %. Festlegung auf diese Diagnose setzt immer mehrere Personen mit Epilepsie in der Verwandtschaft voraus.
Häufigkeit	Über die Häufigkeit gibt es noch keine zuverlässigen Daten.
Beginn	Erste, fiebergebundene Anfälle treten schon in den ersten Lebensmonaten (früher als sonstige fiebergebundene Anfälle) mit Fortsetzung bis zur Präpubertät auf. Später kommen andere Anfallsarten ohne Fieber dazu.

GENERALISIERTE EPILEPSIE, FIEBERGEBUNDENE ANFÄLLE PLUS (Fortsetzung)	
Anfallsform	In der Kindheit sind es fiebergebundene generalisierte Anfälle mit Versteifungen und Zuckungen, die nach den ersten 6 Jahren weiter auftreten (im Gegensatz zu einfachen Fieberkrämpfen). Später werden solche Anfälle auch ohne Fieber kommen. Andere Anfallsformen sind Abwesenheiten, Anfälle mit Muskelzuckungen und Verlust der Muskelspannung (myoklonische oder atonische Anfälle), selten auch fokale Anfälle. Oft zeigt sich gutartiger Verlauf mit seltenen Anfällen. Früh beginnende Formen ähneln einer schweren Epilepsie mit Muskelzuckungen des frühen Kindesalters (einer schweren myoklonischen Epilepsie, genannt Dravet-Syndrom) oder einer Epilepsie mit Muskelzuckungen und Verlust der Muskelspannung (einer myoklonisch-astatischen Epilepsie, genannt Doose-Syndrom).
EEG	**Zwischen den Anfällen:** Beim Auftreten von nur fiebergebundenen Anfällen mit Versteifungen und Zuckungen findet man keine epileptiforme Aktivität im EEG. Später auch generalisierte Spitze-Welle- oder Vielfachspitzen-Welle-Komplex (mit 3 Hertz). Gelegentlich beidseitige regionale spezifische Entladungen im Stirnlappenbereich. Bei fokalen Anfällen entsprechend lokalisierte Entladungen möglich.
MRT	In der Regel keine Veränderungen.
Behandlung	Bei vielen Betroffenen hat die Epilepsie einen milden Verlauf mit seltenen Anfällen, so dass keine Behandlung notwendig ist. Empfohlen werden Medikamente gegen Epilepsie mit einem breiten Wirkspektrum.
Weiterer Verlauf und Aussicht	Der Verlauf ist abhängig vom Krankheitsbild: Das Spektrum reicht von milden bis zu schweren Epilepsieformen. Die aktive Phase der Krankheit kann sehr kurz mit nur wenigen Anfällen sein. Die Anfälle hören spätestens in der Pubertät auf. Die Entwicklung bleibt ungestört. Bei schwereren Formen (ähnlich wie Dravet-Syndrom oder Doose-Syndrom) ist eine Therapie unumgänglich und die Aussicht eher ungünstig.

Fiebergebundene Anfälle (sog. Fieberkrämpfe)

Manche Kinder im Alter von sechs Monaten bis 6 Jahren reagieren empfindlich auf Fieber und erleiden im Fieberanstieg Anfälle, die früher Fieberkrämpfe genannt wurden und heute als fiebergebundene Anfälle bezeichnet werden. Solche Anfälle können sich auch mehrmals wiederholen, bedeuten aber noch keine Epilepsie, solange die Anfälle in diesem Alter nur bei Fieber auftreten. Selten sind fiebergebundene Anfälle ein erstes Zeichen einer beginnenden Epilepsie. Nur wenige dieser Kinder können auch noch später, im Schulalter, Anfälle bei fieberhaften Infekten erleiden.

FIEBERGEBUNDENE ANFÄLLE	
Ursache	Oft ist die Ursache genetisch bedingt mit einer positiven Familiengeschichte (in 25-30 %).
Häufigkeit	Etwa 2,5 % der Kinder bekommen einen fiebergebundenen Anfall, wobei das männliche Geschlecht etwas häufiger (60 %) betroffen ist.
Beginn	Anfälle treten zwischen dem (3.-) 6. Lebensmonat und dem 6. Lebensjahr bei Krankheiten mit hohem Fieber (über 38° C) auf, ohne vorausgehende epileptische Anfälle.
Anfallsform	**Einfacher Fieberkrampf:** Es handelt sich um einen generalisierten Anfall mit Versteifungen und Zuckungen mit Dauer von maximal 15 Minuten, spontanes Aufhören. **Komplizierter Fieberkrampf:** Die Anfallsform ist wie oben beschrieben, aber Dauer bis 30-60 Minuten oder länger. Weitere zusätzliche Merkmale: fokale klinische Symptome, mehrfache Wiederholung der Anfälle während einer Fieberperiode.
EEG	Nach einem **einfachen** fiebergebundenen Anfall wird in der Regel auf eine solche Untersuchung verzichtet, denn erfahrungsgemäß liegt ein normales EEG vor. Nach **komplizierten** fiebergebundenen Anfällen ist eine EEG-Ableitung sinnvoll.
MRT	Bei einfachen fiebergebundenen Anfällen unnötig.
Behandlung	**Einfache Fieberkrämpfe:** Bei einer Anfallsdauer über 3 Minuten wird eine Rectiole Diazepanum zur Anfallsunterbrechung empfohlen; wenn ein Anfall nicht aufhört, muss das Kind notfallmäßig ins Krankenhaus gebracht werden. Eine vorbeugende Dauerbehandlung mit Medikamenten gegen Epilepsie wird nicht empfohlen. Manche Eltern verwenden auch das Medikament Clobazam, das in den Mund (die Wangentaschen) gegeben wird, obwohl das Medikament dafür nicht zugelassen ist. ...

FIEBERGEBUNDENE ANFÄLLE (Fortsetzung)	
Behandlung (Fortsetzung)	**Komplizierte Fieberkrämpfe:** Bei einer Anfallsdauer über 3 Minuten wird eine Rectiole Diazepanum zur Anfallsunterbrechung verabreicht; wenn ein Anfall nicht aufhört, muss das Kind notfallmäßig ins Krankenhaus gebracht werden. Untersuchungen zum Ausschluss von akuten Krankheiten des Gehirns sind empfohlen. Auch hier verwenden manche Eltern das Medikament Clobazam, das in den Mund (die Wangentaschen) gegeben wird, obwohl das Medikament dafür nicht zugelassen ist.
Weiterer Verlauf und Aussicht	Einfache fiebergebundene Anfälle können sich bis zum 6. Lebensjahr (bei 40 % der Betroffenen) wiederholen. Die Aussicht ist sehr gut. Bei 4-12 % der Kinder mit komplizierten fiebergebundenen Anfällen kann je nach Ursache später eine Epilepsie auftreten.

3.2 In jedem Alter beginnende Epilepsien und epileptische Staten

Zu den Epilepsien, die in jedem Alter beginnen können, gehören symptomatische und idiopathische fokale Epilepsien, die ihren Ursprung in verschiedenen Hirnregionen haben: in der Stirn-, Schläfen-, Scheitel- oder Hinterhaupts-Region.

STIRNLAPPENEPILEPSIEN (Frontallappenepilepsien, FLE)	
Ursache	Es gibt symptomatische und genetische Ursachen. Bei der „autosomal dominanten nächtlichen Frontallappenepilepsie" (ADNFLE) sind mehrere Genmutationen identifiziert.
Häufigkeit	Die Häufigkeit liegt bei etwa 1-2 % der Epilepsien; es gibt keinen Unterschied der Häufigkeit zwischen den Geschlechtern.
Beginn	Anfälle können bei symptomatischen Formen in jedem Alter beginnen. Anfälle bei der ADNFLE beginnen vor dem 20. Lebensjahr, meist zwischen dem 7. und 10. Lebensjahr.
Anfallsform	Anfallsformen sind abhängig von der Lokalisation des Anfallsursprungs im Gehirn. Es zeigen sich verschiedene Äußerungen, z.B. Zuckungen und Versteifungen, immer je nach dem, welche Hirnfunktionen durch den Anfall gestört werden. ...

STIRNLAPPENEPILEPSIEN (Fortsetzung)

Anfallsform (Fortsetzung)	... Die Anfallshäufigkeit liegt hoch (10-20 Anfälle pro Nacht). Ein fokaler Anfall kann sich auch in einen großen Anfall mit Versteifungen und Zuckungen übergehen. Bei der genetischen Form treten überwiegend kurze Anfälle mit heftigen chaotischen Bewegungen und Lautäußerungen auf.
EEG	**Zwischen den Anfällen:** Oft bleibt das EEG unauffällig. **Im Anfall:** Im Stirnbereich (oder ausgebreitet, oft beidseitig) findet man schnelle spitze Wellen mit niedrigen Amplituden, rhythmische spitze Wellen, rhythmische spitze-Welle-langsame-Welle-Gruppen, oder rhythmische langsame Wellen. Bei heftigen Bewegungen deckt die Muskelaktivität epilepsietypische Entladungen zu.
MRT	Epileptogene Läsionen findet man bei etwa 65 % der Patienten. Bei der genetischen Form (ADNFLE) sind die MRT-Schichtbildbefunde unauffällig.
Behandlung	Eine medikamentöse Behandlung wird mit fokal wirkenden Medikamenten, z.B. mit Carbamazepin, oder mit Medikamenten mit einem breiten Wirkungsspektrum begonnen. Bei pathologischem MRT-Schichtbildbefund und mangelnder Wirksamkeit der Medikamente sollte die Möglichkeit eines epilepsiechirurgischen Eingriffs überprüft werden.
Weiterer Verlauf und Aussicht	Der Verlauf ist abhängig von der Ursache: bei genetischer Ursache gibt es meist gute Aussicht, unter medikamentöser Behandlung werden etwa 70 % der Betroffenen anfallsfrei. Symptomatische Stirnlappenepilepsien sind oft schwer behandelbar. Operationsergebnisse sind abhängig von Art und von der in MRT-Schichtbildern nachweisbaren Stelle der Veränderungen im Gehirn.

SCHLÄFENLAPPENEPILEPSIEN (Temporallappenepilepsien, TLE)

Ursache	Symptomatische Form kommt am häufigsten vor: Verletzungen, Tumoren, Fehlbildungen, Verhärtung des mittleren Teils des Schläfenlappens (Hippokampus bei etwa 65 %, teils auch Mandelkern und anliegende Hirnwindung [Gyrus parahippocampalis] betroffen), oft infolge eines epileptischen Status bei fiebergebundenen Anfällen. ...

SCHLÄFENLAPPENEPILEPSIEN (Fortsetzung)

Ursache (Fortsetzung)	… Strukturveränderungen liegen außerhalb des Hippokampus bei etwa 35 %. Es gibt auch außerhalb des mittleren Schläfenlappens kleine Fehlbildungen oder Tumoren in anderen Hirnregionen („duale Pathologie"). Andere Ursachen sind z.B. autoimmune Entzündungsreaktion (limbische Enzephalitis) und eine genetische Veranlagung.
Häufigkeit	Es handelt sich um das häufigste fokale Epilepsie-Syndrom bei Erwachsenen, im Kindesalter kommt diese Epilepsieform selten vor.
Beginn	Der Beginn ist möglich in jedem Alter: selten bei jungen Kindern; bei der symptomatischen Form häufig nach der Pubertät; bei den familiären Formen in der Pubertät oder etwas später.
Anfallsform	Bei einer Verhärtung des mittleren Teils des Schläfenlappens sind fokale Anfälle typisch. Diese können mit oder ohne Aura (ein Vorgefühl eines Anfalls) auftreten. In der Vorgeschichte gibt es häufig fiebergebundene Anfälle (vor dem 6. Lebensjahr). Im Gegensatz zu Erwachsenen zeigen junge Kinder (unter 42 Monate alt) Muskelzuckungen, Versteifungen und epileptische Spasmen, selten ein Vorgefühl mit Gefühlsempfindungen. Bei älteren Kindern sind komplexe Automatismen häufiger als bei jungen Kindern. Bei Anfallsursprung im seitlichen Teil des Schläfenlappens entstehen abnorme Hörempfindungen oder andere Missempfindungen, traumartige Erinnerungstäuschungen (déjà-vu, jamais-vu), oder eine Sprachstörung. Auch fokale Anfälle mit Zuckungen im Gesichtsbereich, Bewegungen der Gliedmaßen, Lautieren, Körperdrehung können vorkommen.
EEG	**Zwischen Anfällen:** Das EEG zeigt oft keine sicheren Befunde, gelegentlich findet man einen Verlangsamungsherd über dem Schläfenlappen. Im Schlaf werden fokale Entladungen aktiviert. **Im Anfall:** Typisch sind über dem Herd auftretende rhythmische langsame Wellen (Theta-Wellen), die während des Anfalls noch langsamer werden und sich auf die Gegenseite ausbreiten können.
MRT	**Mesiale Form:** Die Untersuchung zeigt Veränderungen des mittleren Teils des Schläfenlappens (des Hippokampus und des Mandelkerns) mit einer Signalverstärkung und Substanzverlust (Hippokampussklerose). …

SCHLÄFENLAPPENEPILEPSIEN (Fortsetzung)	
MRT (Fortsetzung)	**Laterale Form:** Fehlbildungen oder andere Veränderungen im Hirngewebe können mit einem MRT-Schichtbildbefund nachgewiesen werden, gelegentlich auch bei der familiären Form.
Behandlung	Eine medikamentöse Behandlung mit Carbamazepin, Oxcarbazepin, Lamotrigin oder Levetiracetam wird empfohlen. Bei fehlender Wirksamkeit sollte eine Abklärung stattfinden, ob eine epilepsiechirurgische Maßnahme in Frage kommt.
Weiterer Verlauf und Aussicht	Ein Teil (etwa 25 %) der Betroffenen wird unter medikamentöser Therapie anhaltend anfallsfrei. Wenn Anfälle weiter auftreten, ist eine Überprüfung einer Operationsmöglichkeit dringend zu empfehlen, denn die Heilungsaussichten liegen bei 70-85 %. Bei fortlaufenden Anfällen wie auch nach einer Operation besteht ein Risiko für Gedächtnisstörungen. Bei familiären, genetischen Formen wirkt eine medikamentöse Behandlung in der Regel gut.

3.3   Im Schulalter beginnende Epilepsien

3.3.1 Fokale (lokalisationsbezogene) Epilepsien und Epilepsie-Syndrome

Epilepsieformen, die im Schulalter beginnen, sind unter den fokalen Epilepsien die sog. Rolando-Epilepsie, die in Genetik und Verlauf ähnliche Hinterhauptlappen-Epilepsie des Kindesalters sowie die nächtliche Frontallappen-Epilepsie. Unter den Epilepsie-Syndromen mit genetischer Ursache oder verändertem Hirngewebe sind das ESES-Syndrom (Syndrom mit durchlaufendem Status von Spitzen-und-Wellen-Entladungen im Tiefschlaf) und die Rasmussen-Enzephalitis zu erwähnen.

ROLANDO-EPILEPSIE (benigne idiopathische fokale Epilepsie mit zentro-temporalen spitzen Wellen)	
Ursache	Es handelt sich um eine genetisch bedingte funktionelle Störung in einer bestimmten Phase der Hirnreifung. In der Familiengeschichte sind bei > 30 % weitere betroffene Personen bekannt.

ROLANDO-EPILEPSIE (Fortsetzung)

Häufigkeit	Diese Epilepsie ist eine der häufigsten Epilepsien im Kindesalter (15 %).
Beginn	Anfälle beginnen zwischen dem 2. und 12. Lebensjahr, meist zwischen dem 5. und 10. Lebensjahr.
Anfallsform	Die Anfälle äußern sich mit Gefühlsempfindungen und motorischen Symptomen einer Gesichtshälfte, der Zunge und des Schlunds. Eine Ausbreitung in einen großen Anfall mit Versteifungen und Zuckungen ist möglich. Anfälle treten typischerweise kurz nach dem Einschlafen auf, das Kind kommt im Anfall zu den Eltern. Oft ereignen sich Anfälle nur nachts, Anfälle am Tag sind aber möglich. Anfallshäufigkeit bleibt meist niedrig.
EEG	Spitze-Welle-Entladungen treten über dem Schläfenlappen auf einer Seite auf. Es passiert im Wachen gelegentlich, im Schlaf fast immer eine Ausbreitung der Entladungen auch auf die Gegenseite. Im Schlaf nimmt die Dichte der Entladungen zu.
MRT	Unauffällig, Untersuchung unnötig.
Behandlung	Eine Behandlung wird empfohlen bei hoher Anfallshäufigkeit oder wenn auch Anfälle mit Versteifungen und Zuckungen auftreten. Empfohlene Medikamente sind Sultiam, Valproinsäure (*Achtung: nur begrenzt geeignet für Mädchen wegen eines Risikos von Fehlbildungen des Embryos oder des Fötus*) und Clobazam. Dagegen kann Carbamazepin Anfälle provozieren.
Weiterer Verlauf und Aussicht	Die Aussichten sind sehr gut, zumal fast immer eine Spontanheilung vor der Pubertät geschieht.

IDIOPATHISCHE OKZIPITALE FOKALE EPILEPSIEN DES KINDESALTERS
(Panayiotopoulos-Syndrom und Gastaut-Syndrom)

Ursache	Es handelt sich um eine altersabhängige, genetisch bedingte Reifungsstörung des Gehirns.
Häufigkeit	Häufigkeit dieser Epilepsien ist nicht bekannt, wahrscheinlich wird das Syndrom oft verkannt.

IDIOPATHISCHE OKZIPITALE FOKALE EPILEPSIEN DES KINDESALTERS
(Fortsetzung)

Beginn	Anfälle beginnen in der frühen Form mit 2-5 Jahren (Panayiotopoulos-Syndrom) und in der späten Form mit 7-9 Jahren (Gastaut-Syndrom).
Anfallsform	**In der frühen Form** treten nächtliche Anfälle mit Übelkeit, Erbrechen und Blickwendung auf. Weitere Symptome sind Blässe, bläuliche Mundregion, Pupillenerweiterung, Speichelfluss, Stuhl- und Urinabgang oder Unregelmäßigkeiten der Atmung und des Herzrhythmus. Übergang in einen großen Anfall mit Versteifungen und Zuckungen oder in einen fokalen epileptischen Status ist möglich. **In der späten Form** sind Anfälle mit Sehen von Lichterscheinungen, farbigen Pünktchen oder komplexen Bildern üblich, aber auch „Schatten" vor den Augen (vorübergehend wie „blind werden") und Kopfschmerzen nach Anfällen kommen vor.
EEG	Über den hinteren Hirnregionen erscheinen epileptiforme Entladungen mit ein- oder beidseitigen Spitzen, scharfen Wellen, Spitze-Welle-Komplexen oder Scharfe-Welle-Komplexen. Aktivierung passiert beim Augenschluss. Keine Lichtempfindlichkeit.
MRT	Normaler Befund.
Behandlung	Nur bei Kindern mit häufigen Anfällen notwendig. Empfohlene Medikamente: Sultiam, Levetiracetam und Clobazam. Carbamazepin kann Anfälle provozieren!
Weiterer Verlauf und Aussicht	Die Aussicht ist sehr gut mit Spontanheilung vor der Pubertät.

EPILEPSIE MIT KONTINUIERLICHER SPIKE-WAVE-AKTIVITÄT IM SCHLAF MIT LANGSAMEN WELLEN (ESES oder CSWS)

Ursache	Eine genetische Ursache mit familiärer Anfälligkeit ist bekannt, ähnlich wie bei der Rolando-Epilepsie, mit einer entwicklungsabhängigen, altersgebundenen Funktionsstörung (im Stirnlappen). Eine Gewebestörung des Gehirns kommt auch vor.

EPILEPSIE MIT KONTINUIERLICHER SPIKE-WAVE-AKTIVITÄT IM SCHLAF MIT LANGSAMEN WELLEN (ESES oder CSWS) (Fortsetzung)

Häufigkeit	Seltenes Syndrom, möglicherweise nicht immer erkannt, wenn keine Schlaf-EEG-Untersuchung durchgeführt wird.
Beginn	Anfälle beginnen zwischen dem 2. Lebensmonat und 10. Lebensjahr, meistens im Alter von 4-5 Jahren.
Anfallsform	Es gibt unterschiedliche Anfälle: fokale Anfälle, einseitige fokal-motorische Anfälle, Anfälle mit Versteifungen und Zuckungen, untypische Abwesenheiten, negative Muskelzuckungen (plötzlicher Verlust der Muskelspannung, eventuell mit Sturz). Anfallshäufigkeit ist relativ gering. Nächtliche Anfälle kommen häufig vor.
EEG	**Im Wachzustand** findet man Spitzenentladungen aus einem Herd oder an mehreren Stellen, oft mit Gruppen von langsamen Spitze-Welle-Entladungen, die im Stirnlappen, in der Zentralregion oder im Schläfenlappen lokalisiert sind. **Im Schlaf**, etwa 1-2 Jahre nach Beginn der Epilepsie, erscheint im EEG charakteristisches Muster mit fast durchlaufenden steilen Wellen (sharp waves) und Spitze-Welle-Komplexen während 85 % der Tiefschlafzeit (elektrischer epileptischer Status).
MRT	Bei den genetisch bedingten Formen zeigt sich ein normaler Befund. Bei den symptomatischen Formen findet man Hirnfehlbildungen und Narben der Hirnrinde oder der tiefen Funktionszentren (Basalganglien).
Neuro-psychologische Befunde	In der aktiven Phase kommt es zu einem deutlichen Leistungsabfall (Regression) der Sprache, der zeitlichen und räumlichen Orientierung und der Aufmerksamkeit. Eine schwere Verhaltensstörung mit Aggressivität, motorischer Unruhe und schwerer Kontaktstörung bis zur Psychose sind Folgen der Hirnfunktionsstörung.
Neurologische Befunde	Man findet Störungen der motorischen Funktionen und der Koordination, der Sprache und der Mund- und Gesichtsmotorik. Die Muskelspannung ist reduziert, was zu einem unsicheren Gang führt.

EPILEPSIE MIT KONTINUIERLICHER SPIKE-WAVE-AKTIVITÄT IM SCHLAF MIT LANGSAMEN WELLEN (ESES oder CSWS) (Fortsetzung)

Behandlung	Empfohlen wird Valproinsäure (*Achtung: nur begrenzt geeignet für Mädchen wegen eines Risikos von Fehlbildungen des Embryos oder des Fötus*) und Benzodiazepine, Ethosuximid, Lamotrigin, Levetiracetam und Sultiam. Alternative Therapien sind eine Hormonbehandlung mit ACTH (adrenokortikotroper Hormon) oder Kortison. Der nächtliche Status ist schwierig zu behandeln.
Weiterer Verlauf und Aussicht	Die Aussicht hinsichtlich der Epilepsie ist gut, da die Epilepsie mit 10-15 Jahren heilt. Das Verhalten stabilisiert sich. Leider muss man mit einer bleibenden und reduzierten Leistungsfähigkeit rechnen. Besonders betroffen sind die Aufmerksamkeit und die Sprache.

RASMUSSEN-ENZEPHALITIS

Ursache	Ursache ist unbekannt, eventuell handelt es sich um einen Autoimmunprozess. Die Krankheit zeigt eine langsam fortschreitende Hirnentzündung einer Hirnhälfte (eine chronische Enzephalitis), die mit der Zeit zu einer teilweisen Zerstörung des Hirngewebes und zu neurologischen Funktionsstörungen führt.
Häufigkeit	Sehr selten.
Beginn	Die Krankheit beginnt meistens vor der Pubertät, selten im Erwachsenenalter.
Anfallsform	Es fallen Zuckungen im Fuß oder in der Hand, selten auch im Gesicht, auf, ohne Ausbreitung auf die andere Körperhälfte. Ausbreitung auf die ganze Körperhälfte ist später möglich. Anfälle werden mit der Zeit häufiger und schwerer, bis ein dauernder epileptischer Status mit fokal-motorischen Anfällen erscheint.
EEG	Die Grundaktivität ist zu Beginn der Epilepsie normal, wird aber später in der betroffenen Hirnhälfte langsamer. Die Zuckungen erscheinen gleichzeitig mit epileptiformen Entladungen im EEG.
MRT	Zu Beginn der Krankheit normaler MRT-Schichtbildbefund. Mit der Zeit entwickelt sich ein Schwund der betroffenen Hirnhälfte.

RASMUSSEN-ENZEPHALITIS (Fortsetzung)	
Neurologischer Befund	Die Enzündung führt langsam zu Muskellähmungen einer Körperhälfte.
Neuro-psychologischer und psychischer Befund	Im Spätstadium werden neurologische und psychische Funktionen wie auch geistige Leistungen schwächer.
Behandlung	Medikamente gegen Epilepsie sind kaum wirksam. Immunologische Therapien brachten keine nennenswerte Besserung. Durch eine Operation, die nicht ohne neurologische Ausfälle möglich ist, werden Anfälle mindestens zeitweise reduziert, selten ganz beseitigt.
Weiterer Verlauf und Aussicht	Der Verlauf ist ungünstig. Nach der Operation hört der fokale Status auf, einzelne Anfälle können aber bleiben. Operationsbedingt nimmt die Halbseitenlähmung zu, auch andere neurologische Störungen möglich

3.3.2 Generalisierte Epilepsien und Syndrome

Unter den generalisierten Epilepsien ist vor allem die ausdrücklich nach ihrem begrenzten Altersbeginn als Absence-Epilepsie des Schulalters benannte Pyknolepsie anzuführen. Der Beginn der weiteren Syndrome, wie der juvenilen Absence-Epilepsie und des Janz-Syndroms, erstreckt sich in die Adoleszenz oder reicht, wie bei der Aufwach-Grand mal-Epilepsie, darüber hinaus.

ABSENCE-EPILEPSIE (Abwesenheit) DES KINDESALTERS (früher: Pyknolepsie)	
Ursache	Es handelt sich um eine vermutlich genetisch bedingte Epilepsie nach den bisherigen, noch laufenden Untersuchungen.
Häufigkeit	Diese Epilepsie ist eine der häufigsten Epilepsiearten im Kindesalter mit etwa 7/100 000 Neuerkrankungen pro Jahr.
Beginn	Erste Anfälle treten mit 5-8 Jahren auf, Mädchen erkranken etwas häufiger (65 %) als Jungen.
Anfallsform	Einzige Anfallsform sind typische Abwesenheiten (Absencen), die etwa 4-20 Sekunden dauern. Die Häufigkeit der Anfälle ist sehr hoch, gelegentlich bis über 100 pro Tag.

ABSENCE-EPILEPSIE (Abwesenheit) DES KINDESALTERS (Fortsetzung)	
EEG	**Zwischen den Anfällen:** Die Grundaktivität ist normal. **Im Anfall:** Es zeigen sich Gruppen von generalisierten, regelmäßigen Spitze-langsame-Welle-Mustern, die zeitlich exakt mit den Anfallsymptomen zusammenpassen. Die Abwesenheit kann leicht durch eine Mehratmung in Ruhe (Hyperventilation) ausgelöst werden. Auslösung von Abwesenheiten durch Lichtreize ist nicht bekannt.
MRT	Diese Untersuchung ist nicht notwendig, da kein krankhafter Befund zu erwarten ist.
Behandlung	Die Behandlung soll sofort beginnen. Wirksame Medikamente sind Ethosuximid, Valproinsäure (*Achtung: nicht geeignet für Mädchen wegen eines Risikos von Fehlbildungen des Embryos oder des Fötus*), Levetiracetam, Lamotrigin und Clonazepam. Eine Kombination mit Phenobarbital, das früher oft als „Grand mal-Schutz" gegeben wurde, wird nicht empfohlen. Anfallsauslösung durch Phenytoin, Carbamazepin, Oxcarbazepin und Vigabatrin ist möglich.
Weiterer Verlauf und Aussicht	Eine medikamentöse Therapie führt schnell zur Anfallsfreiheit (in 80 –90 %). Selten gibt es leichte Konzentrationsstörungen.

JUVENILE ABSENCE-EPILEPSIE	
Ursache	Es handelt sich um eine vermutlich genetisch bedingte Epilepsie nach den bisherigen, noch laufenden Untersuchungen, mit Hinweisen auf familiäres Vorkommen.
Häufigkeit	Die Häufigkeit liegt bei 17,4 %, nach anderen Quellen bei etwa 3-10 % ohne einen Geschlechtsunterschied.
Beginn	Erste Anfälle treten zwischen dem 9. und 15. Lebensjahr auf.
Anfallsform	Man beobachtet typische Abwesenheiten, gelegentlich mit Automatismen (z.B. der Hände) oder milden Zuckungen der Augenlider. Die Dauer ist etwa 5-20 Sekunden. Die Häufigkeit der Abwesenheiten ist wechselhaft mit wenigen Anfällen am Tag, aber nicht täglich. Einzelne große Anfälle mit Versteifungen und Zuckungen treten etwa bei 80 % der Patienten auf. Anfallsauslösung passiert durch Schlafmangel, Mehratmung und selten durch Lichtreize (21 %, mit einem Geschlechtsunterschied: bei erwachsenen Frauen 34 %, bei Männern 5 %).

JUVENILE ABSENCE-EPILEPSIE (Fortsetzung)

EEG	<u>Zwischen den Anfällen:</u> Die Grundaktivität ist normal. <u>Im Anfall und zwischen den Anfällen:</u> Es gibt generalisierte regelmäßige Spitze-langsame-Welle-Entladungen (Frequenz 3,5-4,5 Hz).
MRT	Diese Untersuchung ist nicht notwendig, da kein krankhafter Befund zu erwarten ist.
Behandlung	Wirksame Medikamente sind Valproinsäure (*Achtung: nicht geeignet für Mädchen oder junge Frauen wegen eines Risikos von Fehlbildungen des Embryos oder des Fötus*), Ethosuximid, möglicherweise auch Lamotrigin oder Levetiracetam. Behandlungsdauer beträgt meist mehrere Jahre. Anfallsauslösung ist durch eine Therapie mit Phenytoin, Carbamazepin und Oxcarbazepin bekannt, also sind diese Medikamente ungeeignet für eine Behandlung.
Weiterer Verlauf und Aussicht	Eine Anfallsfreiheit wird bei 70-80 % der Patienten erreicht. Bei den übrigen Patienten kommen sowohl Abwesenheiten als auch Anfälle mit Versteifungen und Zuckungen vor, die Anfallshäufigkeit ist jedoch niedrig.

JUVENILE MYOKLONISCHE EPILEPSIE (JANZ-SYNDROM)

Ursache	Die Ursache ist vermutlich genetisch, Untersuchungen laufen noch.
Häufigkeit	Diese Epilepsie wird bei etwa 3-10 % unter den im Krankenhaus wegen einer Epilepsie behandelten Patienten entdeckt. Wahrscheinlich wird diese Epilepsieart zu selten erkannt wegen unsymmetrisch ausgeprägter „Zuckungen", die als fokale Anfälle oder als „nervöse Reaktionen nach Stress" fälschlich gedeutet sind. Es gibt keinen Geschlechtsunterschied.
Beginn	Erste Anfälle zeigen sich meist im Alter von 14-16 Jahren, selten nach dem 20. Lebensjahr, oft mit Muskelzuckungen und Anfällen mit Versteifungen und Zuckungen, gelegentlich mit Abwesenheiten.

JUVENILE MYOKLONISCHE EPILEPSIE (JANZ-SYNDROM) (Fortsetzung)	
Anfallsform	Die kennzeichnende Anfallsform sind heftige, kurze, beidseitige, unrhythmische Muskelzuckungen vorwiegend nach dem Aufwachen, besonders betreffend den Kopf- und Schulterbereich. Andere Anfallsformen sind Anfälle mit mit Versteifungen und Zuckungen bei den meisten Patienten (90 %) und Abwesenheiten bei etwa einem Drittel der Patienten. Eine Lichtempfindlichkeit kommt bei einem Drittel der männlichen und bei etwa der Hälfte der weiblichen Patienten vor. Anfälle können auch durch Mehratmung in Ruhe (Hyperventilation) ausgelöst werden.
EEG	**Zwischen den Anfällen:** Die Grundaktivität ist normal. Unregelmäßige Vielfachspitzen (Polyspikes mit einer Frequenz von 12-16 Hz.) können ohne Anfallsymptome vorkommen, besonders nachts. **Im Anfall:** Es zeigen sich beidseitige Vielfachspitzen (Dauer 0,5-2 Sekunden) gleichzeitig mit Muskelzuckungen. Bei Abwesenheiten treten generalisierte Spitze-Welle-Muster auf. Eine Anfallsregistrierung morgens nach dem Wachwerden ist empfohlen (**vorangehender Schlafentzug ist verboten** wegen Auslösung von Anfällen mit Versteifungen und Zuckungen!).
MRT	Diese Untersuchung ist nicht notwendig.
Behandlung	Da Anfälle bei dieser Form von Epilepsie durch Schlafmangel, Müdigkeit oder Alkohol in Verbindung mit unregelmäßiger Lebensführung ausgelöst werden können, sollen zunächst die Lebenssituation und Strategien zur Vermeidung der provozierenden Faktoren besprochen werden. Medikamentös kommt an erster Stelle Valproinsäure in Frage (*Achtung: nicht bei Mädchen oder Frauen wegen eines Risikos von Fehlbildungen des Embryos oder des Fötus*); bei Gegenindikation (z.B. Übergewicht) können auch Lamotrigin, Levetiracetam angewendet werden. Carbamazepin und Oxcarbazepin können Anfälle auslösen, also verboten für die Behandlung.
Weiterer Verlauf und Aussicht	Mit einer medikamentösen Behandlung und regelmäßiger Lebensführung bleiben die meisten Patienten (80-90 %) anfallsfrei. Die Therapie soll langfristig durchgeführt werden, da das Risiko für erneute Anfälle nach Absetzen der Medikamente sehr hoch ist.

AUFWACH-EPILEPSIE MIT VERKRAMPFUNGS- UND ZUCKUNGSANFÄLLEN
("Epilepsie mit Aufwach-Grand mal")

Während der Jugend können erstmals auch, vor allem nach ersten "weißen Nächten", große Anfälle einsetzen und sich bei ähnlichen Anlässen wiederholen, ohne von Abwesenheiten oder Muskelzuckungen begleitet zu werden. In solchen Fällen handelt es sich um eine Aufwach-Grand mal-Epilepsie (Epilepsie mit Aufwach-Grand mal), da die Anfälle vorwiegend nach dem Erwachen auftreten.

Ursache	Es wird eine genetische Ursache vermutet. Es besteht eine genetische Nähe zur juvenilen myoklonischen Epilepsie (siehe oben).
Häufigkeit	Genaue Zahlen liegen nicht vor, schätzungsweise sind es etwa 5-10 % der Epilepsiekranken.
Beginn	Erste Anfälle treten zwischen dem 12. und 25. Lebensjahr auf, es gibt keinen Geschlechtsunterschied.
Anfallsform	Die kennzeichnende Anfallsform ist ein Anfall mit Versteifungen und Zuckungen, der bevorzugt am Morgen nach dem Aufstehen auftritt. Wenn Abwesenheiten und Muskelzuckungen hinzutreten, schreibt man die Epilepsie einem der vorher beschriebenen Syndrome zu. Eine Lichtempfindlichkeit besteht bei 7-13 % der Patienten.
EEG	**Zwischen den Anfällen:** Die die Grundaktivität ist normal. **Im Anfall:** Man findet generalisierte Spitze-Welle-Komplexe, z.T. mit Vielfachspitzen, im Wachen und / oder im Schlaf. Wenn das Wach-EEG unauffällig ist, empfiehlt es sich eine 24-Stunden EEG-Registrierung durchzuführen, jedoch wegen der Gefahr einer Anfallsprovokation **ohne Schlafentzug.**
MRT	Bei typischem Verlauf ist die Untersuchung nicht notwendig.
Behandlung	Regelmäßige Lebensführung mit Vermeidung von Schlafmangel und Alkohol-Missbrauch ist die Voraussetzung für einen Therapieerfolg. Medikamente: an erster Stelle empfiehlt man Valproinsäure (*Achtung: nicht für Mächen oder Frauen wegen eines Risikos von Fehlbildungen des Embryos oder des Fötus*) sowie Lamotrigin, Levetiracetam oder Topiramat, wobei für die letzteren noch nicht ausreichende Daten vorliegen. Primär generalisierte Anfälle mit Versteifungen und Zuckungen können durch Carbamazepin und Oxcarbazepin ausgelöst werden.

AUFWACH-EPILEPSIE MIT VERKRAMPFUNGS- UND ZUCKUNGSANFÄLLEN
(Fortsetzung)

Weiterer Verlauf und Aussicht	Die Voraussetzung für eine Anfallsfreiheit ist eine regelmäßige Lebensführung und eine regelmäßige, u.U. lebenslange medikamentöse Behandlung. Es besteht ein hohes Rückfallrisiko nach Absetzen der Medikamente.

PRIMÄRE LESE-EPILEPSIE

Ursache	Es gibt Hinweise auf einen Vererbungsmodus nach Mendelschen Regeln (autosomal dominant). Klinische Nähe zur juvenilen myoklonischen Epilepsie (Janz-Syndrom) wurde nachgewiesen.
Häufigkeit	Die Häufigkeit ist nicht bekannt, wahrscheinlich wird diese Epilepsie zu selten erkannt. Unter den Betroffenen überwiegt das männliche Geschlecht (1,8:1).
Beginn	Erste Anfälle erscheinen schon in der Vorpubertät, am häufigsten aber mit 17-18 Jahren, selten nach dem 25. Lebensjahr.
Anfallsform	Es handelt sich um eine Reflex-Epilepsie: die Auslösung der Anfälle passiert durch Lesen (bei etwa 96 %) oder Sprechen, Notenlesen oder Kauen. Symptome sind Abnormes Gefühl oder Zuckungen der Kaumuskulatur (Zunge, Kiefer, Lippen) und der Gesichts- und Halsmuskeln. Selten gibt es einen Übergang in einen Anfall mit Versteifungen und Zuckungen.
EEG	**Zwischen den Anfällen:** Bei 80 % der Patienten zeigt sich ein normales EEG. **Im Anfall:** Man findet ein- oder beidseitige steile Wellen (sharp waves) (bei 73 %), im Bereich des Schläfenlappens (bei 80 %) oder des Stirnlappens.
MRT	Diese Untersuchung ist in der Regel nicht notwendig.
Behandlung	Wirksame Medikamente sind Valproinsäure (*Achtung: nicht geeignet für Mädchen oder Frauen wegen der Möglichkeit von Fehlbildungen des Embryos oder des Fötus*) oder Clonazepam. Bestimmte Situationen oder Angewohnheiten, die Anfälle auslösen können, sollten vermieden werden.
Weiterer Verlauf und Aussicht	Durch eine Verhaltensregelung und Medikamente ist der Verlauf gut.

3.4 Verhalten während eines epileptischen Anfalls

Was ist zu tun, wenn man Zeuge eines epileptischen Anfalls wird? Diese Frage stellt sich besonders bei sogenannten großen generalisierten Anfällen. Deren dramatisches Erscheinungsbild führt leider immer wieder dazu, dass zufällig Anwesende kopflos handeln und dem Betroffenen dadurch eher schaden als ihm nutzen. Das erste Gebot lautet: Ruhe bewahren! Dies fällt leichter, wenn man weiß, dass die allermeisten Anfälle nicht länger als 1,5 bis 2 Minuten dauern, Minuten, die sich Eltern und Laien allerdings endlos zu dehnen scheinen. Nach objektiv kurzer Zeit münden die meisten Anfälle in einen Zustand tiefer Erschöpfung der betroffenen Person, während der sich das Gehirn von der außergewöhnlich starken Belastungssituation seiner übermäßigen elektrischen Entladungen bereits erholt.

Praktisch wichtig ist vor allem, das Kind davor zu bewahren, dass es sich während eines Anfalls mit heftigen Zuckungen oder unkontrollierten Bewegungen verletzt. Wann immer möglich, sollte man es deshalb auf eine weiche Unterlage legen, Kopf und Körper müssen vor Schlägen gegen harte oder kantige Gegenstände geschützt werden. Eine genaue Beobachtung des Anfalls (Beginn, Verlauf, Ende) ist für die weitere Behandlung hilfreich. Nur ganz selten hören die Anfälle nicht spontan auf. Dauert ein Anfall länger, muss ein Transport in eine Klinik veranlasst werden, wo ein anhaltender Anfall, ein sogenannter „Anfallsstatus" (epileptischer Status), auf der Intensivstation behandelt und diagnostisch geklärt wird.

Falsch und für das Kind mit heftigen Zuckungen schädlich sind alle Formen der Gewaltanwendung, Versuche, die Zuckungen durch Festhalten zu unterdrücken, die zusammengepressten Kiefer auseinander zu drücken und ähnliches. Zur Vermeidung eines Zungenbisses gewaltsam zwischen die Zähne geschobene Gegenstände können die ohnehin beeinträchtigte Atmung weiter behindern und das Kind Zähne kosten. Es sei erwähnt, dass sich ein Zungenbiss in dem Moment des Anfallsbeginns ereignet und mit äußeren Maßnahmen nie verhindert werden kann.

Nach einem großen Anfall mit Versteifungen und Zuckungen erfolgt eine Erholungsphase, in der die körperlichen Funktionen (z.B. ein Versuch aufzustehen) schneller als die geistigen Fähigkeiten zurückkommen. Wenn das Bewusstsein noch beeinträchtigt ist, kann die Person die Situation nicht richtig erkennen und beurteilen. Oft fehlt noch die Sprache. Ein ähnlicher Dämmerzustand kann auch bei fokalen Anfällen oder untypischen Abwesenheiten vorkommen. In solchen Situationen ist es wichtig, bei der betroffenen Person so lange zu bleiben, bis sie/er voll beim Bewusstsein ist. Man fragt die Person z.B. nach ihrem Namen, nach dem Datum, nach dem Namen der Straße oder Ortschaft so lange, bis das Bewusstsein wieder funktioniert, die zeitliche und örtliche Orientierung stimmen und die Antworten richtig sind. Personen im Dämmerzustand sind gefährdet, da sie ihre Handlungen nicht richtig steuern können.

VERHALTEN BEI EINEM EPILEPTISCHEN ANFALL

RICHTIG	FALSCH
Ruhe bewahren	Panik
Schutz vor Verletzungen (z.B. weiche Unterlage unter den Kopf legen)	Festhalten des Körpers während der Zuckungen
Beobachten	Öffnen des Mundes
Bleiben bei der Person, bis sie wieder voll bei Bewusstsein ist und sich orientieren kann	Weglaufen, ohne sich um die Person zu kümmern
Nach dem Anfall stabile Seitenlage	Keine Seitenlage
Bei Dauer des Anfalls > 3 Minuten: Einen Notfallwagen bestellen	

MASSNAHMEN AUF DER NOTFALLSTELLE

Kein Notfallmedikament bei der betroffenen Person vorhanden

1. Abwarten, bis der Anfall in 1-2 Minuten endet
2. Wenn der Anfall unverändert nach 2-3 Minuten andauert, sofort einen Transport in die nächste Notaufnahmestelle organisieren
3. Personalien und Telefonummern herausfinden
4. Angehörige oder Begleitpersonen informieren

Die betroffene Person hat ein **Notfallmedikament** bei sich

1. Abwarten, bis der Anfall nach 2 Minuten endet
2. Wenn der Anfall länger als 3 Minuten anhält, das Notfallmedikament verabreichen
3. Wenn der Anfall noch 7 Minuten länger dauert (insgesamt 10 Minuten seit Anfallsbeginn), einen Transport zur Behandlung auf der Intensivstation im Krankenhaus organisieren
4. Personalien und Telefonnummern herausfinden
5. Angehörige oder Begleitpersonen informieren

3.5   Epileptischer Status im Kindes- und Jugendalter

Ein Anfall ist ein flüchtiges Ereignis, das meistens plötzlich beginnt und nach wenigen Sekunden oder ein paar Minuten spontan zu Ende geht. Gelegentlich setzt ein Anfall sich fort und hört nicht mehr ohne zusätzliche Medikamente auf. Ein solcher Zustand wird als epileptischer Status (SE) bezeichnet. Ein SE kann sich auch als erstes Anfallsgeschehen manifestieren, wenn besondere Umstände vorliegen, z.B. hohes Fieber im Säuglings- und Kleinkindesalter. Da Epilepsien häufig im frühen Kindesalter beginnen, ist es nicht erstaunlich, dass auch ein SE in dieser Altersgruppe häufiger als später vorkommt. Außerdem reagiert das unreife Gehirn des Kindes empfindlicher als das Gehirn eines Erwachsenen. Ein Beispiel dafür ist der fiebergebundene SE, der nach dem 6. Lebensjahr nur noch sehr selten auftritt. Bei einem SE handelt es sich immer um eine Notsituation: Notfallmedikamente sollen den SE möglichst schnell stoppen. Wenn ein SE spontan nicht aufhört oder das Notfallmedikament nicht wirkt, muss die betroffene Person unverzüglich auf die Notfallaufnahme transporiert werden.

Klinische Symptome und Ausgang stellen sich unterschiedlich dar, abhängig von der Ursache des SE. Jeder Anfallstyp kann potentiell in einen SE münden. Bei einem generalisierten SE herrschen generalisierte Anfallsformen und EEG-Veränderungen vor, bei einem fokalen SE findet man typische fokale Anfalls-zeichen mit einem entsprechenden Muster im EEG.

Die häufigste Ursache eines mit Versteifungen und Zuckungen einhergehenden SE ist bei Kindern im Alter von 6 Monaten bis etwa zum 5.-6. Lebensjahr hohes Fieber bei akuten Krankheiten, bei Infekten und bei einer Entzündung des Gehirns oder der Hirnhäute. Andere mögliche Ursachen sind u.a. Zustände mit Sauerstoffmangel, akute Hirnschädigung oder früher stattgefundene Hirnverletzungen, wie auch Entgleisung des Stoffwechsels. Ein SE ist immer ein Notfall. Das Risiko für Todesfälle während eines SE mit Versteifungen und Zuckungen beträgt bei Kindern etwa 3-6 %, bei Erwachsenen 3-15 %.

Ein Status mit Abwesenheitsanfällen zeigt sich in einer Veränderung des Bewusstseins mit deutlich gestörter Ansprechbarkeit, Unfähigkeit zu sprechen oder Veränderung des Verhaltens; Dauer der Symptome über 30 Minuten, verbunden mit generalisierten Entladungen im EEG. Auffällige Symptome beim Kind sind eine Verlangsamung, Spielunlust und Unfähigkeit zu essen und zu sprechen. Bei einigen Formen können auch milde (schwache) Muskelzuckungen auftreten. Je jünger das Kind, desto unauffälliger erscheint der Unterschied zwischen seinem alltäglichen Verhalten und den Anfallssymptomen.

Bei einem fokalen SE stellen auf einen Körperbereich begrenzte Muskel-zuckungen das Hauptsymptom dar (Jackson-Anfälle), z.T. ohne Beeinträchtigung des Bewusstseins. Auch psychische Symptome, Angst, Unwohlsein oder andere Empfindungen, sind möglich.

3.5.1 Empfehlung für den Umgang mit Patienten im epileptischen Status

Jede Form eines SE soll unverzüglich abgeklärt und behandelt werden. Studien haben gezeigt, dass bei langanhaltenden Status-Zuständen das Enzym Enolase im Blut und in der Hirnflüssigkeit erhöht sein kann, was als Hinweis auf ein Risiko für eine eventuelle, dauerhafte Schädigung der Nervenzellen interpretiert wird.

Eine Kommission der weltweit führenden Epileptologen hat unter der Schirmherr-schaft der Internationalen Liga gegen Epilepsie einen Vorschlag zur Definition des SE sowie Empfehlungen zu dessen Behandlung publiziert:

Definition: Ein epileptischer Status ist ein Zustand, in dem ein epileptischer Anfall nicht spontan (von selbst) aufhört. Ursache kann ein fehlender Mechanismus sein, der das Aufhören bewirken sollte, oder ein Auslösermechanismus, der einen ab-norm langanhaltenden Anfall generiert hat.

Im Alltag findet man verschiedene Formen des SE. In der Notfallsituation richtet man sich bei der Behandlung nach den Hauptsymptomen.

WICHTIGSTE FORMEN DES EPILEPTISCHEN STATUS

- tonisch-klonischer epileptischer Status
  (mit Versteifung und Zuckungen einhergehender Status)
- fokaler epileptischer Status mit / ohne Bewusstseinstrübung
- Epileptischer Status mit Abwesenheit (Absence).

3.5.2 Empfehlung für das Handeln in der akuten Notfallsituation

Zwei wichtige Zeitpunkte sind definiert: „t1" und „t2":

„t1" = die Zeit vom **Beginn des Anfalls** bis zum Zeitpunkt, wenn eine Behand-lung mit Notfallmedikamenten an Ort und Stelle beginnen muss.

„t2" = die Zeit vom **Beginn des Anfalls** bis zum Zeitpunkt, an dem eine Intensiv-behandlung notwendig wird, wenn sich ein epileptischer Status nicht von selbst aufhört oder ein verabreichtes Notfallmedikament als unwirksam erwiesen hat. Der Patient soll nun unverzüglich in eine entsprechend ausgerüstete Arztpraxis oder ins nächste Krankenhaus transportiert werden.

Eine aggressive Behandlung wird deshalb empfohlen, weil das Risiko für bleibende Schädigungen mit der Dauer des SE wächst. Nach dem Überschreiten des Zeitpunktes „t2" besteht die Gefahr einer bleibenden Schädigung der Nervenzellen (Neurone) und der neuronalen Netzwerke im Gehirn. Diese Gefahr ist besonders hoch bei einem epileptischen Status mit Versteifung und Zuckungen.

WICHTIGE ZEITPUNKTE* IM VERLAUF DES ANFALLS ZUM EPILEPTISCHEN STATUS (SE) SIND ABHÄNGIG VON DER ART DES SE	
Zeitpunkt „t1": Übergang eines Anfalls in einen epileptischen Status (der Anfall wird nicht von selbst aufhören):	
1. Epileptischer Status mit Versteifung und Zuckungen	„t1" = 5 Min.
2. Fokaler epileptischer Status	„t1" = 10 Min.
3. Epileptischer Status mit Abwesenheiten	„t1" = 10-15 Min.
Zeitpunkt „t2": der epileptische Status wird wahrscheinlich zu bleibenden Schädigungen der Nervenzellen und der neuronalen Netzwerke führen:	
1. Epileptischer Status mit Versteifung und Zuckungen	„t2" = 30 Min.
2. Fokaler epileptischer Status	„t2" = > 60 Min.
3. Epileptischer Status mit Abwesenheiten	„t2" = nicht bestimmt, abhängig von der Situation
*Die Zeitpunkte werden vom **Beginn des Anfalls** gemessen.	

3.5.3   Behandlung des epileptischen Status (SE)

Ein SE verlangt immer eine Behandlung mit schnell wirkenden Notfallmedikamenten. Wenn eine Epilepsie schon bekannt und in Behandlung ist, wird der Patient ein passendes Notfallmedikament in der Regel vorrätig haben. In diesem Fall kann die Behandlung mit diesem Medikament sofort beginnen. Dasselbe gilt auch für diejenigen Patienten, deren Epilepsie schwer behandelbar ist und dadurch ein Risiko für ein SE vorliegt. Schnell wirkende Medikamente werden in der alltäglichen Umgebung in Form von Spray (in die Nase), Tropfen (in die Wangentasche) oder Rektiole (in den Darmausgang).

Wenn ein SE bei einem Menschen auftritt, der noch nie zuvor Anfälle hatte und somit kein Notfallmedikament kennt, muss er sofort in das nächste Krankenhaus zur Intensivbehandlung transportiert werden, wenn ein Anfall spontan (in etwa 3 Minuten) nicht aufhört.

Wenn die angewendeten Notfallmedikamente nicht ausreichend wirksam sind und der SE andauert, muss am Zeitpunkt „t2" die betroffene Person zur nächsten Notaufnahmestelle transportiert werden. Zu diesem Zeitpunkt kann nicht mehr damit gerechnet werden, dass der SE in den nächsten Minuten spontan zu Ende gehen wird. Ab diesem Zeitpunkt wächst das Risiko für bleibende Beeinträchtigungen mit jeder Minute. Die betroffene Person braucht eine Intensivbehandlung, die in der Regel in einem Krankenhaus möglich ist. Weitere Medikamente werden dann intravenös (direkt in die Vene) gegeben, die Atmung und der Kreislauf werden kontrolliert. Nach einem SE braucht der Patient eine gewisse Zeit zur Erholung, bis vorübergehende Funktionsstörungen des Gehirns (Müdigkeit, Verlangsamung, Sprachstörungen, Muskelschwäche) nach einigen Stunden oder spätestens nach ein paar Tagen abklingen.

Ein SE kann das erste Zeichen einer Epilepsie, eines Hirntumors, einer anderen Krankheit oder Folge einer früheren Verletzung sein. Einige schwer therapierbare Epilepsien sind mit einem erhöhten Risiko für einen SE behaftet, insbesondere Epilepsien des frühen Kindesalters. Tritt ein SE bei einer gut behandelten Epilepsie nach einer längeren Anfallsfreiheit auf, wird eine medizinische und psycho-soziale Klärung der Ursache dringend empfohlen. Gab es eine Unregelmäßigkeit der Medikamenteneinnahme? Bei Jugendlichen kann leicht eine solche Situation entstehen, wenn sie in den Turbulenzen ihrer „Sturm-und-Drang-Jahre" ihre Krankheit nicht akzeptieren können und heimlich „beweisen" wollen, dass eine Behandlung „unnötig" sei. Hohes Fieber bei akuten Krankheiten ist bei jungen Kindern eine häufige Ursache. Medikamente, die wegen anderer Krankheiten oder zur Empfängnisverhütung eingenommen werden, können den Stoffwechsel der Medikamente gegen Epilepsie beschleunigen oder verlangsamen, was zu einer zu schnellen Ausscheiden der Medikamente bzw. zu einem Stau derselben führen kann. Bei einem Sinken des Blutwertes des Medikamentes gegen Epilepsie kann ein SE die Folge sein, bei einem Anstieg hingegen resultieren Zeichen der Überdosierung. Stress oder Schlafmangel, vielleicht im Zusammenhang mit Unregelmäßigkeiten der Tabletteneinnahme, führen bei bestimmten Epilepsie-Syndromen zum SE (z.B. bei der Absencen-Epilepsie des Jugendalters oder bei der juvenilen myoklonischen Epilepsie).

Alle Personen mit Epilepsie sollten einen Ausweis mit Angaben zur regulären Behandlung und zur Anwendung des Notfallmedikamentes bei sich führen. Der Ausweis muss auch noch weitere wichtige Informationen enthalten: Namen, Adressen und Erreichbarkeit des Arztes, des zuständigen Krankenhauses und der wichtigsten Bezugsperson. Auch die Notfallmedikation muss der Patient bei sich haben.

4 NICHT-EPILEPTISCHE STÖRUNGEN, DIE ÄHNLICHKEITEN MIT EPILEPTISCHEN ANFÄLLEN HABEN

4.1 Synkopen (Ohnmacht) bei plötzlichem Blutdruckabfall

Synkopen sind häufige Erscheinungen unabhängig vom Alter. Bei diesem Ereignis verliert der betroffene Mensch plötzlich das Bewusstsein und fällt zu Boden und wird steif. Es können auch einige Zuckungen auftreten, die ähnlich aussehen wie epileptische Zuckungen, aber nur 2-3 Sekunden anhalten. Ursache ist ein Blutdruckabfall, der bei niedrigem Blutdruck und längerem Stehen, oft zusammen mit hohen Temperaturen, zu einem Minderdurchblutung im Gehirn führt. Wenn die Durchblutung des Gehirns in der liegenden Position stabilisiert ist, kehrt das Bewusstsein schnell zurück. Blutdruckmessungen im Liegen und bei längerem Stehen können auf eine Neigung zu Ereignissen mit Blutdruckabfall hinweisen. Eine genaue Schilderung des Ablaufs des Ereignisses hilft zur Diagnose.

4.2 Neurokardiogene Synkope
(früher „vasovagale Synkope" genannt)

Eine Synkope dieser Art entsteht durch eine Störung des autonomen Nervensystems, indem die Blutgefäße sich weit öffnen und das Gehirn unzureichend durchblutet wird. Langes Stehen ohne Bewegungen, wie auch eine Schreckreaktion können eine Verlangsamung oder einen Stillstand des Herzens (eine neurokardiogene Synkope) auslösen. Zeichen für eine drohende Synkope sind verschwommenes Sehen, Schwindelgefühl, Herzjagen, Hitzewelle oder Blässe. Zuckungen, die dabei gelegentlich zu beobachten sind, dauern nur wenige Sekunden und hören von alleine auf. Das Bewusstsein und die Orientierung kehren schnell zurück, im Unterschied zum Zustand nach einem epileptischen Anfall.

4.3 Hyperventilationssynkope

Eine heftige, länger anhaltende Hyperventilation (Mehratmung in Ruhe) kann zu einer Synkope führen. Selten werden auch einzelne Zuckungen beobachtet.

Einige Kinder mit einer Entwicklungsverzögerung können einen synkopalen Zustand selbst provozieren, wenn sie heftig atmen und dann Atem anhalten. Nach etwa 10 Sekunden kann dann eine Synkope auftreten.

4.4 Respiratorischer Affektanfall

Betroffen sind Kinder im Trotzalter. Typischerweise beginnt das Kind bei Frustrationen oder anderen Erregungen heftig zu weinen und zu schreien. Es vermag nicht aufzuhören. Plötzlich stoppt die Atmung, meist in der Ausatmungsphase. Das Kind verharrt in der Position, versteift sich und läuft blau an. Es folgt eine Bewusstlosigkeit, selten auch mit einigen kurzen Zuckungen, bevor das Kind wieder aufwacht. Die Bewusstlosigkeit dauert nur wenige Sekunden (im Unterschied zu deutlich längeren epileptischen Anfällen). Ein wichtiger Unterschied besteht darin, dass diese Attacken immer durch eine starke emotionale Erregung des Kindes, wie Ärger, Enttäuschung oder Schreck, eingeleitet werden, was bei epileptischen Anfällen in der Regel nicht der Fall ist.

4.5 Andere Auslöser der Synkopen

Bei einigen neurologischen Krankheiten oder Herzkrankheiten können Synkopen z.B. durch Schmerzen oder durch Herzrhythmusstörungen ausgelöst werden, wenn die Durchblutung des Gehirns gestört wird.

4.6 Nicht-epileptische psychogene Anfälle und Verhaltensstörungen

Psychogene anfallsartige Ereignisse zeigen viele Ähnlichkeiten mit epileptischen Anfällen: die betroffene Person wirkt bewusstlos, reagiert nicht auf Ansprache, der Kopf bewegt sich hin und her, die Arme und Beine zucken oder führen unregelmäßige Bewegungen aus, der Rumpf streckt sich nach oben oder dreht sich zur Seite. Das Ansprechen der Person scheint heftigere Bewegungen hervorzurufen. Es sieht „sehr gefährlich" aus. Der Zustand dauert lange (oft mehrere Minuten bis Stunden). Einige nicht-epileptische psychogene Anfälle verlaufen „leise": der Kopf fällt langsam auf die Brust, die Augen schließen, die Person scheint eingeschlafen zu sein, reagiert weder auf die Sprache noch auf eine Berührung. Der Ablauf nicht-epileptischer psychogener Anfälle variiert beträchtlich. Manchmal entsteht der Eindruck, hier werde „ein epileptischer Anfall nachgemacht". Es ist jedoch zu betonen, dass es sich dabei nicht um ein bewusstes Nachahmen handelt, sondern um einen psychischen Ausnahmezustand, der vom unbewussten Teil der Persönlichkeit gesteuert wird.

Zur Analyse dieser Art von Anfällen werden einzelne Attacken dokumentiert (z.B. per Smartphone-Video) und untereinander in ihrer Gesamtheit mit den bekannten Mustern der epileptischen Anfälle verglichen. Ebenso wird geprüft, ob wiederholte Anfälle einen einheitlichen Verlauf zeigen, wie bei epileptischen Anfällen, oder ob ein buntes Bild mit wechselnden Symptomen gegen eine epileptische Zuordnung solcher Zustände spricht. Nicht-epileptische, psychogene Anfälle können zögernd beginnen, z.B. sinkt die Person langsam zu Boden. Es gibt auch plötzliche Stürze mit Verletzungsgefahr, meist verletzen sich die Personen aber nicht.

Der Anfang der nicht-epileptischen Anfälle bleibt oft unbekannt. Es fehlt ein Beobachter des Übergangs in einen abnormalen Zustand, so dass die Person „bewusstlos" auf dem Boden liegend gefunden wird. Meistens sind die Augen geschlossen. Wenn man versucht, vorsichtig die Augenlider zu öffnen, spürt man einen leichten Widerstand. Bei epileptischen Anfällen bleiben die Augen fast immer geöffnet. Hin- und Herschlagen des Kopfes spricht gegen Epilepsie. Bei fokalen epileptischen Anfällen gibt es eine Kopfdrehung zur Seite, oder der Kopf zuckt rhythmisch im Takt mit dem Körper. Bei den nicht-epileptischen, psychogenen Anfällen zeigen die Extremitäten chaotische, wechselhafte Bewegungsmuster auf und ab, mal nach rechts, mal nach links, oder beidseitig und mit Unterbrechungen. Gelegentlich weinen und schluchzen die Patienten während dieser Zustände oder danach. Bei epileptischen Anfällen erkennt man bestimmte, konstante charakteristische Bewegungsmuster, die sich von Anfall zu Anfall wiederholen.

Epileptische Anfälle dauern in der Regel 0,5-2 Minuten, nicht-epileptische, psychogene Ausnahmezustände meistens deutlich länger, bis zu 30 Minuten oder noch viel länger. Versuche der Anwesenden, die betroffene Person „zu wecken", führen eher zur Steigerung der Symptome. Wie dramatisch die Situation werden kann, zeigt die Tatsache, dass solche Patienten sogar in die Notfallstation eingeliefert werden, eventuell mit einem Hubschrauber, da „ein epileptischer Status" vermutet wird. Auf der Notfallstation wird der Patient dann oft mit Medikamenten in sehr hohen Dosen behandelt, aber ohne die angestrebte Unterbrechung des Anfalls. Dies kann zu einer Überdosierung der Medikamente und zu einer lebensgefährlichen Situation führen.

Eine sorgsame diagnostische Abklärung ist notwendig, damit eine angemessene Therapie eingeleitet werden kann. Eine Epilepsie muss mit EEG-Video-Untersuchungen sicher ausgeschlossen werden. Bei nicht-epileptischen Ausnahmezuständen zeigt das EEG keine epileptiformen Entladungen. Am Ende der Untersuchungen soll eine eindeutige Diagnose gestellt werden. Die daraus abgeleiteten Folgen und Therapiemöglichkeiten werden ausführlich mit dem Patienten, eventuell auch mit den nächsten Verwandten, besprochen. Die Patienten sollten psychologisch und psychiatrisch untersucht werden, um die psychisch begründete Ursache, z.B. einen für die Person nicht auflösbaren Konflikt, zu finden. Um die Chronifizierung (Wiederholungen über lange Zeit) der Erscheinungen zu vermeiden, ist ein rascher Start der Psychotherapie dringend zu empfehlen.

Nicht-epileptische psychogene Anfälle können auch bei Kindern im Vorschulalter beginnen, treten aber am häufigsten in der Pubertät, und dann besonders oft bei weiblichen Jugendlichen auf. Bei Kindern und Jugendlichen werden im Rahmen der Psychotherapie auch die Eltern mit dem Psychotherapeuten einen regelmäßigen Kontakt haben. Personen, die an nicht-epileptischen Anfällen leiden, aber keine Epilepsie haben, dürfen nicht mit Medikamenten gegen Epilepsie behandelt werden. Es gibt auch eine Verbindung von Epilepsie und nicht-epileptischen psychogenen Anfällen. Solche Patienten brauchen eine sehr sorgfältige Abklärung und intensive therapeutische Betreuung.

4.7 Andere nicht-epileptische Ereignisse

4.7.1 Tagträumen

Wenn Kinder oder Jugendliche immer wieder „wie abwesend" wirken, werden Eltern oder Lehrer unsicher, ob es sich um Symptome einer Krankheit handeln könnte. Es fällt ihnen auf, dass ihr Kind oft vor sich hin schaut und nicht antwortet. Vielleicht bewegt es die Lippen, als ob es sprechen möchte, aber man hört nichts. Solche Zustände sind harmlose Tagträumereien. Beim Ansprechen bekommt man augenblicklich Kontakt. Epileptische Abwesenheiten können ähnlich aussehen, zeigen aber deutliche Unterschiede: bei einer epileptischen Abwesenheit unterbricht das Kind seine aktuelle Tätigkeit und reagiert nicht auf Ansprache. Wenn der Zustand in wenigen Sekunden vorbei ist, setzt das Kind seine unterbrochene Tätigkeit wieder fort, als ob nichts gewesen wäre. Das Kind hat keine Wahrnehmung oder Erinnerung an eine epileptische Abwesenheit (Absence).

4.7.2   Tics

Tics treten meistens im Schulalter auf. Die Kinder zeigen plötzlich einschießende Bewegungen der Schultern, der Arme oder Finger, wackeln kurz mit dem Kopf, zeigen Zuckungen der Gesichtsmuskulatur, blinzeln, heben die Augenbrauen, schniefen und hüsteln. Bevorzugt treten diese Ereignisse in Stresssituationen auf. Meistens hören solche Tics spontan auf. Wenn noch andere Symptome, wie Schlafstörungen, Unruhe und Nervosität hinzutreten, bedarf es einer psychologischen Abklärung. Überforderung, Mobbing in der Schule oder andere Probleme sowie eine familiäre Neigung zu Tics könnten eine Ursache sein. Bei einer Krankheit, dem „Gilles-de-la-Tourette-Syndrom", treten Tics häufig auf und wechseln immer wieder ihre Lokalisation und Stärke. In schweren Fällen kommt auch plötzliches, der Situation nicht angemessenes Hervorbringen von Lauten und Aussprechen von Schimpfwörtern vor. Dann ist eine medikamentöse Therapie in Erwägung zu ziehen.

Nicht selten treten Tics oder andere Verhaltensauffälligkeiten (sogen. Angewohnheiten – Stereotypien) bei Kindern und Jugendlichen mit einer Entwicklungsverzögerung auf, auch verbunden mit autistischen Zügen. Man beobachtet Schaukeln des Körpers hin und her, Drehen des Kopfes, Wedeln mit kleinen Gegenständen vor dem eigenen Gesicht u.a.

4.7.3   Selbststimulierung (Masturbation)

Es ist wenig bekannt, dass auch schon sehr junge Kinder eine Art Selbstbefriedigung (Masturbation) durchführen können. Das Kind wirkt dann „abwesend", hat oft einen hochroten Kopf, Herzjagen und einen Schweißausbruch. Wenn solche Ereignisse oft vorkommen, sind die Eltern beunruhigt und suchen einen Arzt auf. Eine Videoaufnahme des Kindes zu Hause kann bereits auf episodenhafte Selbstbefriedigung hinweisen. Bei Unklarheit der Diagnose kann eine EEG-Untersuchung veranlasst werden. Bei älteren Kindern oder Jugendlichen ist die Selbstbetriedigung leichter zu erkennen. Wenn die Häufigkeit zum Problem wird oder wenn dies auch in der Öffentlichkeit geschieht, sind Gespräche mit Fachleuten zu empfehlen. Wichtig dabei ist, dass das Thema nicht besondere Aufmerksamkeit im Sinnes eines positiven Effektes für das Kind (z.B. bes. Zuwendung durch die Eltern) bekommt.

4.7.4   Wutausbrüche und Panikattacken

Wutausbrüche und Panikattacken entstehen in der Regel durch eine emotionale Überforderung oder spiegeln gemeinsame Probleme der Familie. Bei Leidensdruck ist eine psychologische Untersuchung angesagt.

4.7.5   Simulierte Anfälle

Simulierte Anfälle sind bei Kindern und Jugendlichen sehr selten. EEG-Untersuchungen mit Videoaufnahmen helfen schnell auf die richtige Spur. Sehr viel schwieriger gestaltet sich die Situation, wenn die Mutter oder der Vater des Kindes der festen Überzeugung sind, das Kind habe eine Epilepsie oder die Eltern beim Kind bewusst durch verschiedene Handlungen Anfälle auslösen („Münchhausen-Syndrom"): Die medizinischen Untersuchungen erbringen keinerlei Hinweise auf eine Epilepsie. Die Eltern führen dann auch „Augenzeugen von Anfällen" vor, um den Arzt zu überzeugen. Dies kann so weit gehen, dass das Kind, ohne Epilepsie, dann mit Medikamenten gegen Epilepsie behandelt wird und unter schweren Nebenwirkungen zu leiden hat. Versteckte Video-Aufzeichnungen können solche Misshandlungen aufzeigen.

4.7.6   Schlafgebundene paroxysmale Auffälligkeiten

Im Schlaf rollen Kinder häufig den Körper oder den Kopf hin und her. Solche Bewegungen sind in der Regel harmlos. Wenn diese sich aber während der ganzen Nacht wiederholen, sollte eine EEG-Untersuchung veranlasst werden, um eine nächtliche Epilepsie auszuschließen.

In der Einschlafphase kann auch bei Kindern und Jugendlichen eine unterschiedlich stark ausgeprägte Zuckung des Körpers auftreten. Diese sogenannten „Einschlafzuckungen" führen zum plötzlichen Erwachen, wodurch die Kinder und Jugendliche gestört werden. Einschlafzuckungen sind bei Kindern wie bei Erwachsenen harmlos und dürfen nicht als epileptische Myoklonien interpretiert werden. Bei jungen Kindern treten sie öfter hintereinander auf als bei Erwachsenen, die sie meist nur einmal beim Einschlafen haben.

Manchmal werden Kinder im ersten Drittel der Nacht während einer Traumphase (REM-Phase) plötzlich wach und setzen sich auf. Das Kind befindet sich physiologisch im Schlafzustand, was durch eine laufende EEG-Aufzeichnung bestätigt werden kann. Während eines solchen Zustandes kann das Kind ruhig still dasitzen, sprechen oder aufstehen und laufen. Gelegentlich wirkt es sehr ängstlich, erschrocken und agitiert, weint oder schreit heftig. Es reagiert nicht auf Ansprache, erkennt seine Umgebung nicht, und erinnert sich später nicht an das Ereignis. Diese Zustände wirken so, als würde das Kind gequält, wenn das Kind schreit und jammert, wobei die Eltern keinen Kontakt zum im Schlaf befindlichen schreienden Kind bekommen. Der Zustand wird „nächtlicher Schreck" genannt, entsprechend dem lateinischen Begriff „Pavor nocturnus". Ein solcher Zustand kann den Verdacht auf einen epileptischen Anfall wecken. Die Dauer solcher Ereignisse (von vielen Minuten) spricht gegen die Diagnose epileptischer Anfälle. Zur Klärung der Diagnose bieten sich Untersuchungen mit Schlaf-EEG-Ableitungen an, wenn die Zustände sich häufen.

Man darf natürlich nicht vergessen, dass nachts auch epileptische Anfälle vorkommen. Bei einigen Epilepsie-Syndromen, wie bei der Rolando-Epilepsie, spielen nächtliche Anfälle eine wichtige Rolle. Bei Verdacht auf epileptische Anfälle soll eine ausführliche Abklärung die Unsicherheit beseitigen.

5 DIAGNOSTISCHER PROZESS

Bei dringendem Verdacht auf einen epileptischen Anfall sind ausführliche Untersuchungen notwendig. Dabei geht es zunächst darum zu klären, von welcher Art der Anfall war. Danach erhebt sich die Frage nach der Ursache: Handelte es sich um eine körperlich oder psychisch ausgelöste Erkrankung, war es nur ein einmaliger Ausnahmezustand? Erst nach einer diagnostischen Abklärung und Festlegung der Diagnose ist zu entscheiden, ob eine Behandlung notwendig und sinnvoll ist. Vielfältige Fragen über die Krankheit und die Therapie müssen den Eltern anhand der Untersuchungsbefunde in mehreren Gesprächen erläutert werden. Da die Untersuchungen und die Gespräche längere Zeit in Anspruch nehmen, sprechen wir von einem diagnostischen Prozess.

Der diagnostische Prozess umfasst 3 Abschnitte:

- In der ersten Phase Erhebung der Vorgeschichte
- In der zweiten Phase ausführliche Untersuchungen
- In der dritten Phase Auswertung der Befunde, Ermittlung der Diagnose, Planung der Therapie, Beratung der Eltern, Kontakte mit auswärtigen Therapeuten, Lehrer und Institutionen.

5.1 Erste Phase: Erhebung der Vorgeschichte (Anamnese)

5.1.1 Individuelle und familiäre Vorgeschichte

Die Vorgeschichte des Epilepsiekranken beginnt nicht mit dem ersten Anfall, sondern mit der Geschichte der ganzen Familie – gemeint ist die Kernfamilie mitsamt der ganzen Verwandtschaft. Zur Klärung der Ursache der Epilepsie möchten Ärzte wissen, welche Krankheiten in der Familie vorgekommen sind und wie die Gesundheit der Familienmitglieder aktuell ist. Diese Informationen können wichtige Hinweise auf die Ursachen geben. Es kann sein, dass die Eltern im ersten Gespräch mit fremden Personen nicht alles über ihre Verwandten erzählen möchten; sie sollten aber dann später „unter vier Augen" ihre Angaben ergänzen, wenn es z.B. um vertrauliche Informationen geht. Besonders die in der Familie vorgekommenen neurologischen Krankheiten sind wichtig, aber auch Krankheiten wie Herzleiden, Gefäßkrankheiten und Krankheiten anderer inneren Organe, sowie Krankheiten der Sinnesorgane und Behinderungen. Besondere Ereignisse wie spontane Fehlgeburten oder ungeklärte Todesfälle, besonders bei Säuglingen oder Kleinkindern, können bei der Abklärung wichtige Hinweise erbringen. Fiebergebundene Anfälle oder Anfallsleiden in der nahen oder fernen Verwandtschaft können Hinweise auf genetisch bedingte Ursache einer Epilepsie geben.

Die Vorgeschichte des Kindes selbst oder der/des Jugendlichen beginnt mit der Schwangerschaft. Von Interesse sind alle Ereignisse während der Schwangerschaft: Wie hat die Mutter sich gefühlt? Hatte sie in der Zeit Krankheiten oder musste sie sich spezieller Untersuchungen unterziehen (Röntgenuntersuchungen, tomographische Untersuchungen [CT-Untersuchung], etc.). Musste sie Medikamente einnehmen? Hatte sie Stress oder belastende Erlebnisse? Gab es Probleme mit der Schwangerschaft, z.B. frühzeitige Wehen? Wurden irgendwelche speziellen Maßnahmen, z.B. eine Chromosomenuntersuchung, durchgeführt? Besonders der Ablauf der Geburt ist sehr wichtig, denn ernsthafte Probleme oder Verzögerungen können schlimme Folgen für das Kind haben. Extreme Frühgeburtlichkeit stellt einen hohen Risikofaktor dar. Ein verzögerter Geburtsfortschritt bedeutet nicht nur Stress für Mutter und Kind, sondern verbirgt auch ein Risiko für neurologische Komplikationen, besonders im Gehirn. Der Zustand des Neugeborenen wird direkt nach der Geburt untersucht. Beurteilt werden **A**tmung, **P**uls, **G**rundtonus der Muskulatur, **A**ussehen (= Hautfarbe) und **R**eflexauslösbarkeit. Der Maximalwert des sogenannten **APGAR**-Indexes beträgt 10 Punkte. Eine niedrige Punktzahl bedeutet im späteren Leben ein erhöhtes Risiko u.a. auch für eine Epilepsie. Das Gedeihen des Neugeborenen und die weitere körperliche, geistige und seelische Entwicklung gehören ebenso zur Vorgeschichte wie genaue Angaben über durchgemachte Krankheiten, Operationen und Unfälle.

5.1.2 Beginn der Epilepsie, Anfallsbeschreibung

Erste Symptome eines Anfalls können sehr dezent sein: eine Hand zuckt ein paarmal oder die Augen bewegen sich nach oben und die Augenlider zittern, oder das Kind fällt plötzlich um, ohne dass es gestolpert wäre. Häufig zeigt sich der erste Anfall mit aller Wucht: Der Betroffene wird steif, stürzt zu Boden wie ein gefällter Baum, heftige Zuckungen beginnen, die Atmung wird unregelmäßig und röchelnd, Ansprache oder Berühren zeigen keine Wirkung – es handelt sich um einen sogenannten großen Anfall mit Versteifungen und Zuckungen (tonisch-klonischen Anfall). Wie auch immer der erste Anfall des Kindes oder der/des Jugendlichen ausgesehen hat: der Arzt muss unbedingt alle Einzelheiten des Geschehens genau erfahren. Vor dem Anfall können manchmal Situationen auf die Anbahnung eines Anfalls hinweisen, wie Schlafmangel, Stress oder eine akute Erkrankung. Die Eltern oder andere Anwesende werden nach dem genauen

Ablauf des Anfalls befragt. Dabei gehören eine Schilderung des Ereignisses und auch die Reihenfolge der einzelnen Symptome zu einer vollständigen Anfallsbeschreibung. Jeder kann über einen Anfall berichten, auch wenn er noch nie einen gesehen hat: man beschreibt einfach ausnahmslos alles, was man wahrgenommen hat, ohne zu übertreiben oder etwas zu verschweigen. Diese ersten Informationen erfahren Ergänzungen, wenn weitere Anfälle auftreten sollten. Am besten kann man den Anfallsablauf studieren, wenn Anfälle während einer EEG-Ableitung mit Doppelbilder-Aufzeichnungen (eine nebeneinander geschaltete Aufnahme des EEG's und des Patienten) auftreten.

Zur Anfallsdokumentation gehört auch die Schlussphase des Anfalls mit Beschreibung des Befindens der betroffenen Person. Einige Anfälle stoppen plötzlich mit sofortiger Wiedererlangung normaler geistiger und körperlicher Funktionen. Nach heftigeren Anfällen mit Bewusstseinstrübung oder Bewusstlosigkeit ist vor der allmählichen Erholung der Körperfunktionen eine Dämmerphase zu beobachten. In dieser Phase reagiert der Betroffene verlangsamt und unsicher, seine Sprache ist zögerlich, vielleicht auch undeutlich.

Bei Anfällen ohne Bewusstseinstrübung spürt das Kind oder die/der Jugendliche körperliche Symptome und kann darüber berichten. Gelegentlich ist es für den Betroffenen schwierig über solche Wahrnehmungen zu erzählen, da er keinen Vergleich hat. Schon junge Kinder können jedoch oft erstaunlich viel über sich sagen, wenn sie vor, während oder nach dem Anfall etwas für sie Unbekanntes gespürt haben. Einfach formulierte Fragen helfen dem Kind beim Berichten: „An welcher Stelle hast du es gespürt?", „Hat es gekribbelt?" u.a. Bei vielen Anfallsformen fehlt aber eine eigene Wahrnehmung.

5.2   Zweite Phase: diagnostische Untersuchungen

In dieser Phase zielen die Untersuchungen auf eine Abklärung der Ursache der Anfälle und auf Begleitsymptome etwaiger zugrunde liegender Krankheiten. Es werden Krankheiten und Zustände ausgeschlossen, bei denen die ersten epileptischen Anfälle Symptom einer akuten Krankheit des Gehirns sind. Im Folgenden werden die wichtigsten Untersuchungen ausführlich besprochen. Diese Phase kann einige Tage oder auch ein bis zwei Wochen in Anspruch nehmen.

5.2.1 Körperliche und neurologische Untersuchung

Jedes Kind und jede/jeder Jugendliche wird nach einem Anfall ärztlich untersucht. Während des Gespräches mit den Eltern erhält der Arzt bereits einen gewissen Gesamteindruck über den Patienten und dessen Verhalten. Es folgen Messungen: Körpergröße, Gewicht, Kopfumfang. Bei der neurologischen Untersuchung werden systematisch alle Nervenfunktionen, Bewegungen (motorische Funktionen), das Gleichgewicht und die Sinnesorgane überprüft. Eventuelle Auffälligkeiten werden gegebenenfalls von einem Facharzt (z.B. vom Augenarzt oder Hals-Nasen-Ohrenarzt) weiter beurteilt.

5.2.2 Laboruntersuchungen

Blut- und Urinuntersuchungen dienen der Abklärung des Stoffwechsels. Diese Ausgangswerte bilden die Basis für spätere Kontrolluntersuchungen. Sollten nach dem Beginn der Therapie abnorme Werte auftreten, lässt sich die Ursache dafür herausfinden. Laboruntersuchungen ermöglichen eine Früherkennung drohender Verwicklungen. Bei Verdacht auf bestimmte Syndrome sind auch genetische Untersuchungen zu diskutieren (siehe: Wie steht es mit der Vererbung?, S. 82ff).

5.2.3 Neurophysiologische Untersuchung: das Elektroenzephalogramm (EEG)

Elektroenzephalogramme (abgekürzt EEG) stellen bei Verdacht auf eine Epilepsie einen zentralen Teil der Diagnostik dar. Mit Hilfe des EEGs werden elektrische Impulse des Gehirns aufgezeichnet. Die sogenannte Grundaktivität des Gehirns ist bei Neugeborenen und Kleinkindern deutlich langsamer als bei Erwachsenen. Etwa im Alter der Einschulung (mit 6-7 Jahren) nähert sich die Hirnaktivität der späteren Norm, die erst in der Pubertät erreicht wird. Bei einer Epilepsie erscheinen in den EEG-Kurven Abweichungen vom Normalbild, die über die Art des Anfalls, über den Ausgangspunkt des Anfalls und über die Ausbreitung der abnormen Aktivität über verschiedene Gehirnareale informieren. Das EEG ist ein wichtiger Bestandteil der Abklärung und dient später zur Beurteilung des Therapieerfolgs und der Anfallsfreiheit.

Die technischen Möglichkeiten, die in den letzten 30 Jahren enorm erweitert wurden, erlauben EEG-Registrierungen mit gleichzeitiger Videoaufnahme des Patienten im Anfall. In der Regel wird auch der Puls (der Herzrhythmus) registriert, bei besonderen Fragestellungen zusätzlich die Atmung. Da Anfälle nur ab und zu und regellos auftreten, sind oft lange EEG-Ableitungen über Stunden oder sogar über mehrere Tage notwendig. Während der EEG-Ableitung wird eine kurze Reizung (Provokation) (Dauer 3-5 Min.) mit Mehratmung (Hyperventilation) durchgeführt zur Auslösung epileptiformer Entladungen z.B. bei Abwesenheiten. Eine andere Reizung wird mit Flickerlicht durchgeführt. Bei einigen Epilepsie-Syndromen besteht eine Empfindlichkeit gegen Flickerlicht, das bei diesen Patienten Blinzel-Anfälle auslösen kann. Zusätzliche Informationen über Art der Anfälle und Häufigkeit der abnormen Entladungsaktivität bieten EEG-Ableitungen im Schlaf über die ganze Nacht.

Für die EEG-Registrierung werden kleine Elektroden auf die Kopfhaut gelegt. Bei lang dauernden EEG-Untersuchungen müssen diese Elektroden fest geklebt werden, denn „wackelnde Elektroden" verunmöglichen eine sichere Beurteilung der EEG-Kurve. Schon die sogenannten Routine-EEG-Ableitungen ergeben oft Hinweise auf fokale oder generalisierte Anfälle. Unter den epileptiformen Entladungen unterscheidet man steile Wellen (sharp waves), spitze Wellen (spikes), Spitze-Welle-Komplexe (spike-and-wave-Komplexe) und Vielfachspitzen-Welle-Komplexe (Polyspike-Wave-Komplexe). Diese spezifischen Entladungsmuster können fokal (über einem kleinen Areal), regional (über einer begrenzten Region) oder generalisiert (über beiden Hirnhälften) auftreten. Form und Ausbreitung der Entladungsaktivität hängen zum Teil von der Hirnreife ab. Bei einigen Epilepsien kann die Grundaktivität im EEG unabhängig vom Alter des Patienten verlangsamt sein. In den ersten Lebensjahren unterscheiden sich epileptische Entladungen nicht nur in der Form, sondern auch in der Ausbreitung, da sogenannte hemmende Systeme der Netzwerke des Gehirns noch nicht ausreichend funktionieren.

Eine besondere Bedeutung haben EEG-Untersuchungen für die Abklärungen vor einer chirurgischen Behandlung. Mit Hilfe des EEG's lässt sich der Ausgangspunkt der Anfälle genau abgrenzen. Dazu müssen sehr viele Elektroden (100 oder mehr!) auf den Kopf geklebt werden, um die Ursprungsstelle und die Ausbreitung epileptiformer Aktivität sicher festlegen zu können (siehe: Epilepsiechirurgie, S. 105f).

Zu den EEG-Untersuchungen begleiten die Eltern das Kind, auch im jugendlichen Alter. So können sie es bei den besonders anstrengenden Langzeit-EEG-Untersuchungen unterstützen und den Ärzten mitteilen, ob die registrierten Anfälle denen entsprechen, die zu Hause beobachtet wurden. Gelegentlich muss man lange warten, bis ein Anfall auftritt. Es kann passieren, dass das Kind nach tagelangen Ableitungen ohne einen einzigen Anfall dann „behilflich" sein möchte und unbewusst etwas Anfallsartiges produziert! Besonders wichtig sind die Mitteilungen der Eltern, wenn Anfälle so dezent ablaufen, dass kaum ein Unterschied zum üblichen Verhalten des Kindes festzustellen ist. Viele Eltern helfen Ärzten mit kurzen Videoaufnahmen von Anfällen, die sie zu Hause gefilmt haben.

Typische EEG-Beispiele
Auf den folgenden Seiten sind typische EEG Beispiele dargestellt:

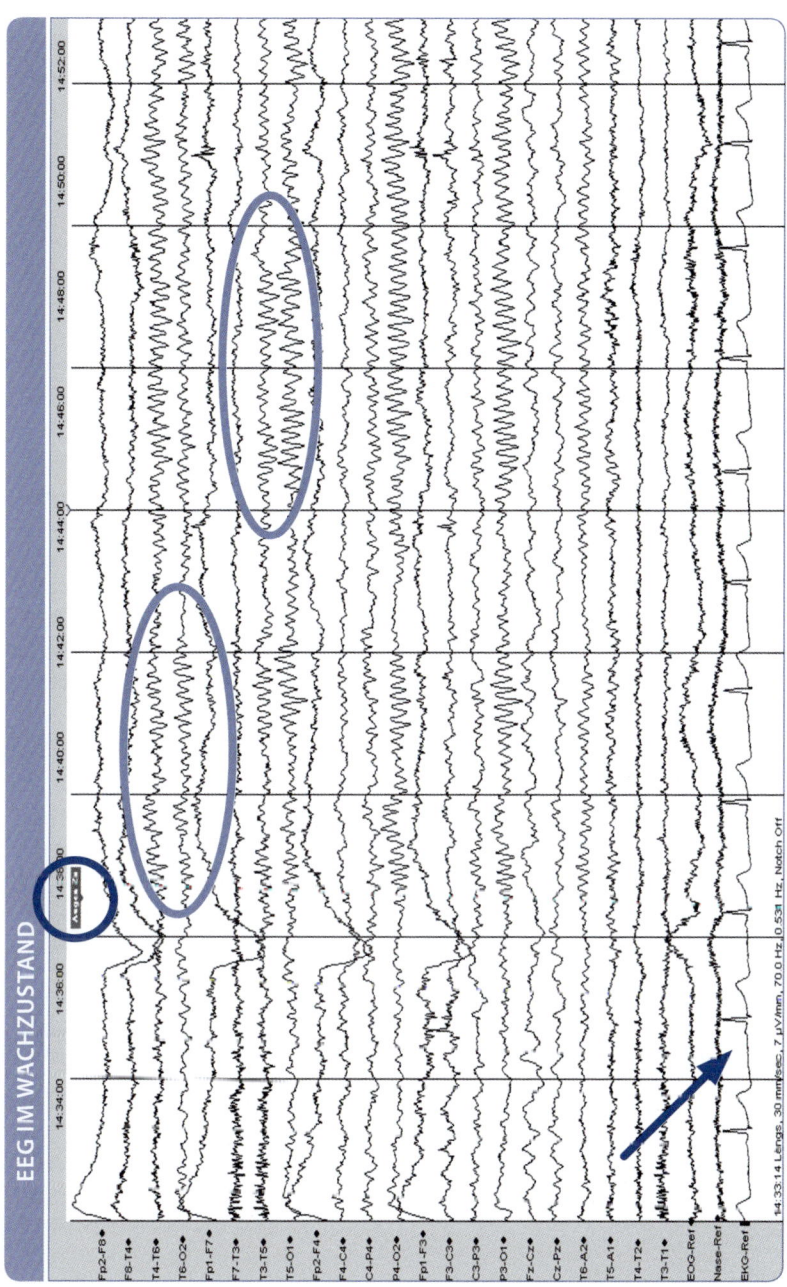

EEG: Grundaktivität [2 ovale Kreise] erscheint nach dem Augenschluss [kleiner Kreis]
Unterste Reihe: Herzfrequenz (EKG) [Pfeil]

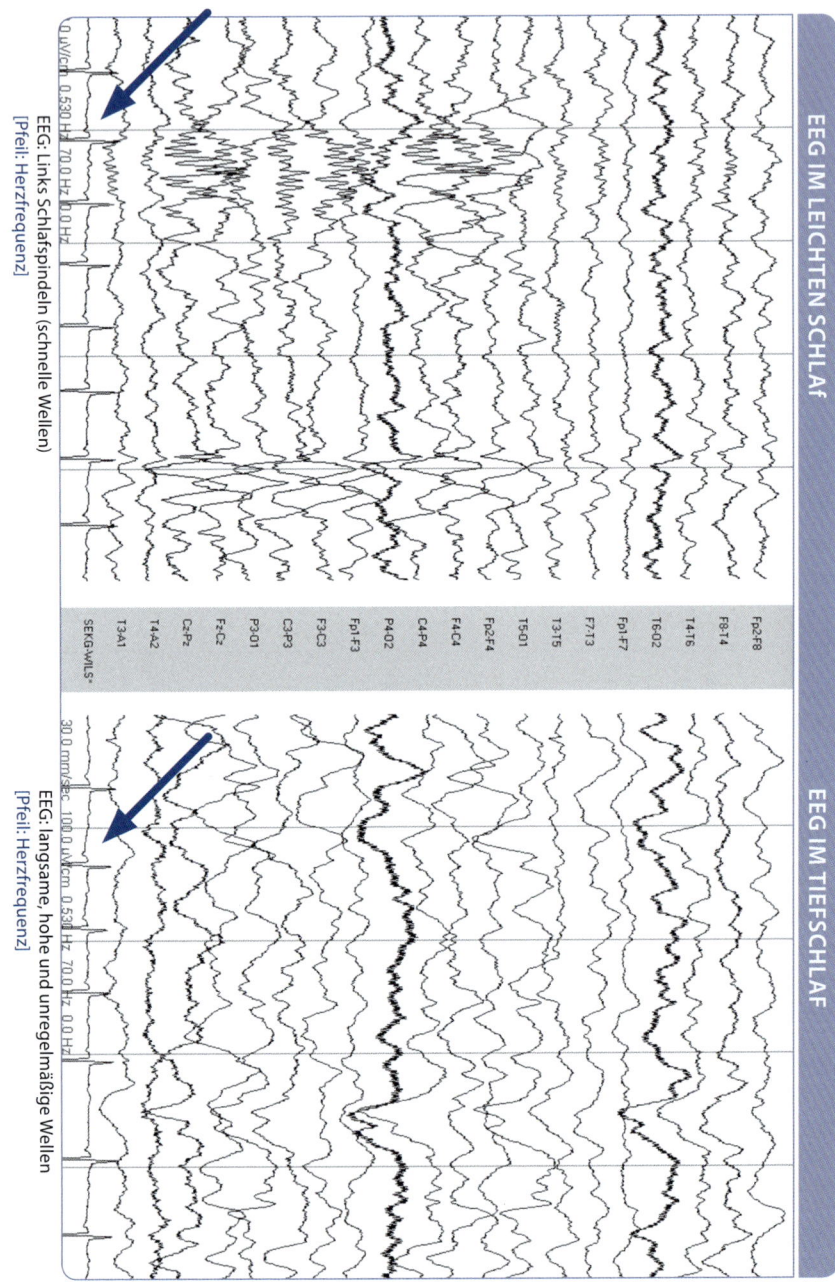

EEG IM LEICHTEN SCHLAF

EEG: Links Schlafspindeln (schnelle Wellen)
[Pfeil: Herzfrequenz]

EEG IM TIEFSCHLAF

EEG: langsame, hohe und unregelmäßige Wellen
[Pfeil: Herzfrequenz]

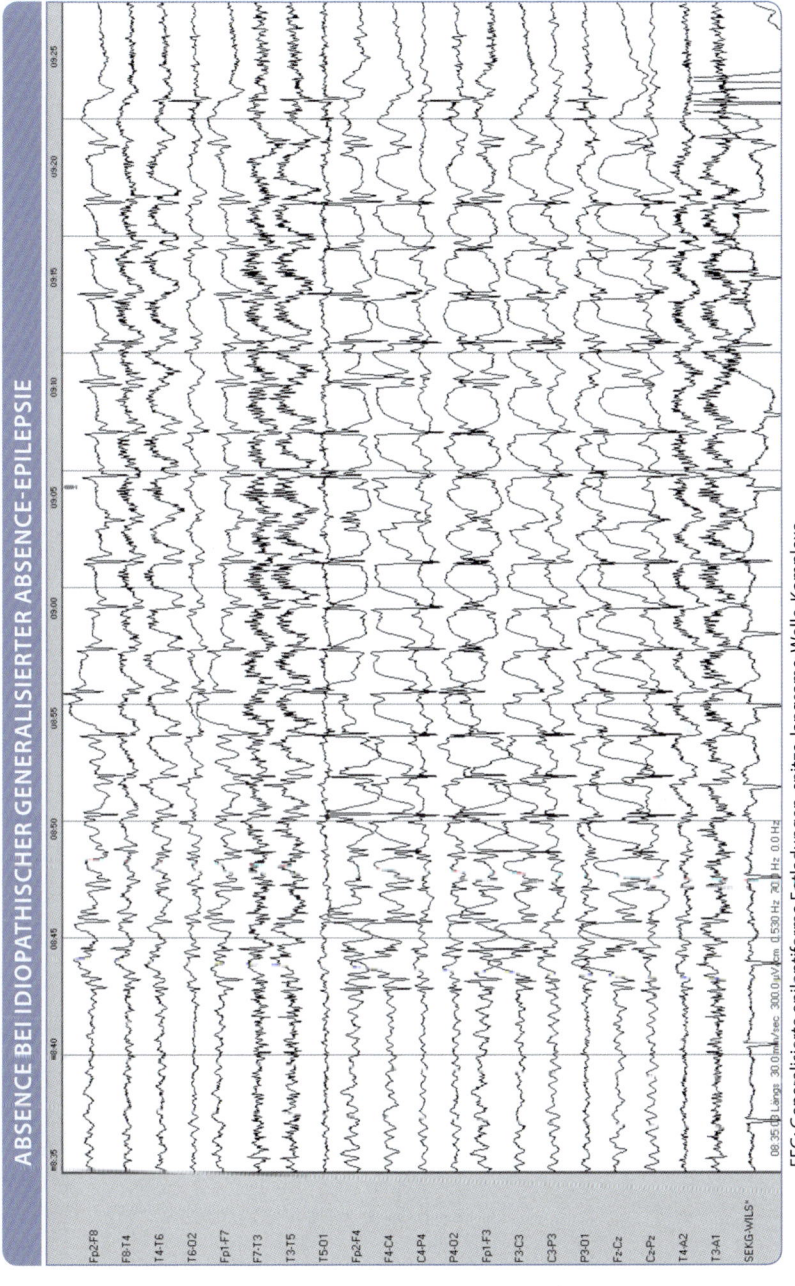

ABSENCE BEI IDIOPATHISCHER GENERALISIERTER ABSENCE-EPILEPSIE

EEG: Generalisierte epileptiforme Entladungen, spitze-langsame-Welle-Komplexe

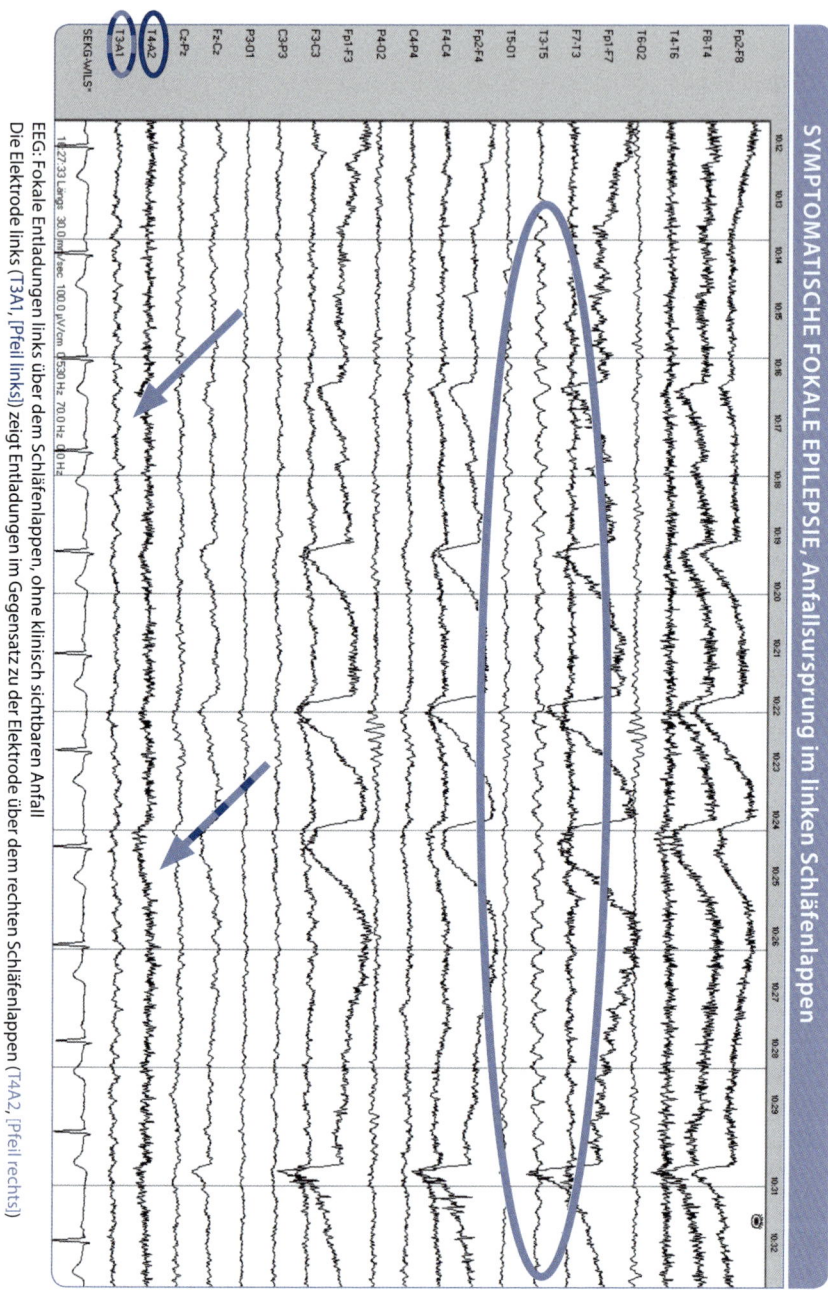

SYMPTOMATISCHE FOKALE EPILEPSIE, Anfallsursprung im linken Schläfenlappen

EEG: Fokale Entladungen links über dem Schläfenlappen, ohne klinisch sichtbaren Anfall

Die Elektrode links (T3A1, [Pfeil links]) zeigt Entladungen im Gegensatz zu der Elektrode über dem rechten Schläfenlappen (T4A2, [Pfeil rechts])

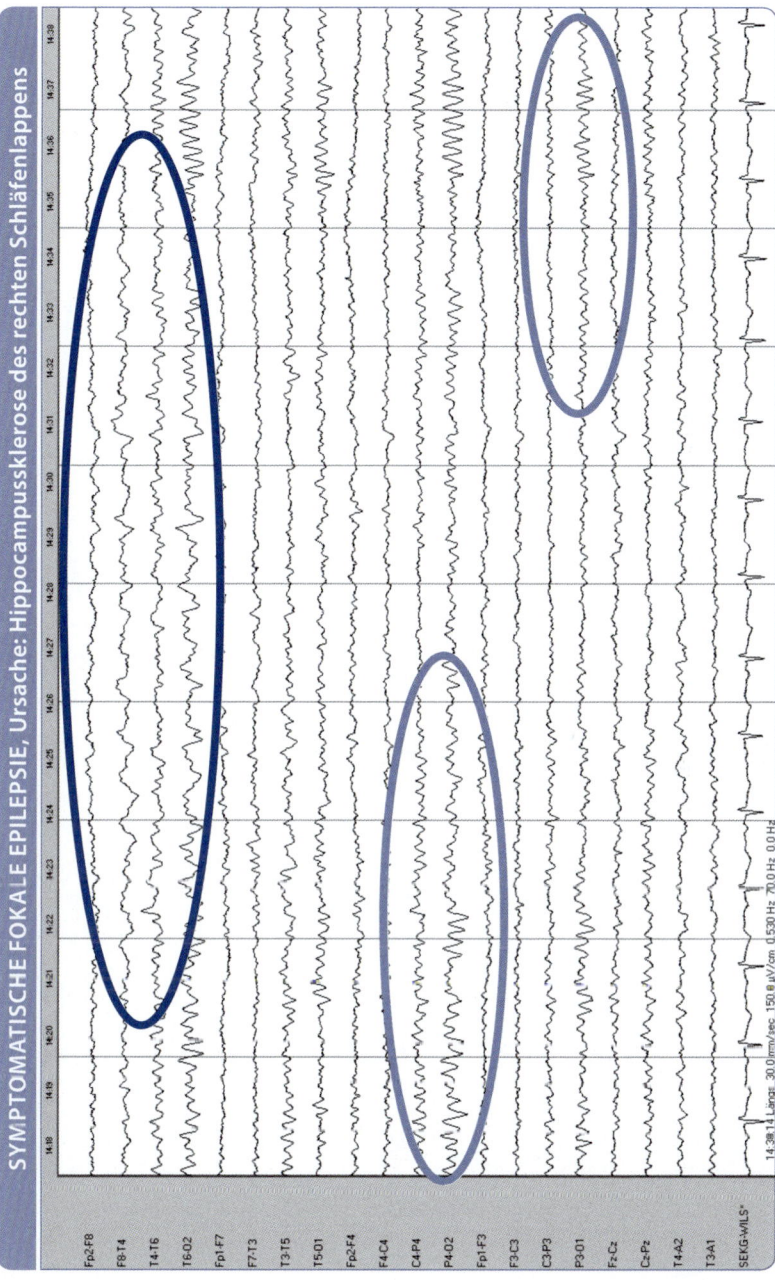

SYMPTOMATISCHE FOKALE EPILEPSIE, Ursache: Hippocampussklerose des rechten Schläfenlappens

14:38:14 Länge: 30.0 mm/sec 150 µV/cm 0.530 Hz 70.0 Hz 0.0 Hz

EEG: Verlangsamungsherd rechts über dem Schläfenlappen [ovaler Kreis oben]
Normale Gruncaktivität [ovale Kreise unten rechts und links]

REGIONALE PAROXYSMALE EPILEPTIFORME AKTIVITÄT

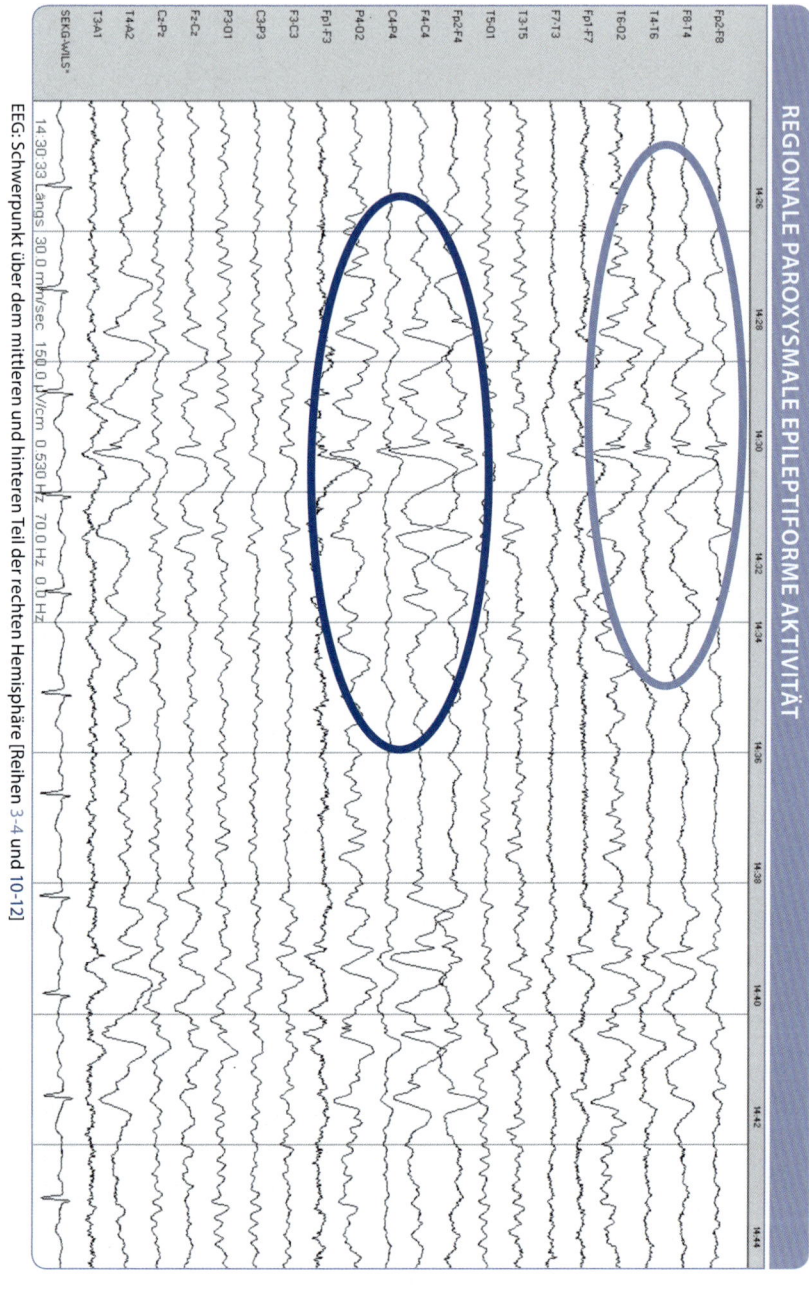

EEG: Schwerpunkt über dem mittleren und hinteren Teil der rechten Hemisphäre [Reihen 3-4 und 10-12]

14:30:33 Längs 30,0 mm/sec 150,0 μV/cm 0,530 Hz 70,0 Hz 0,0 Hz

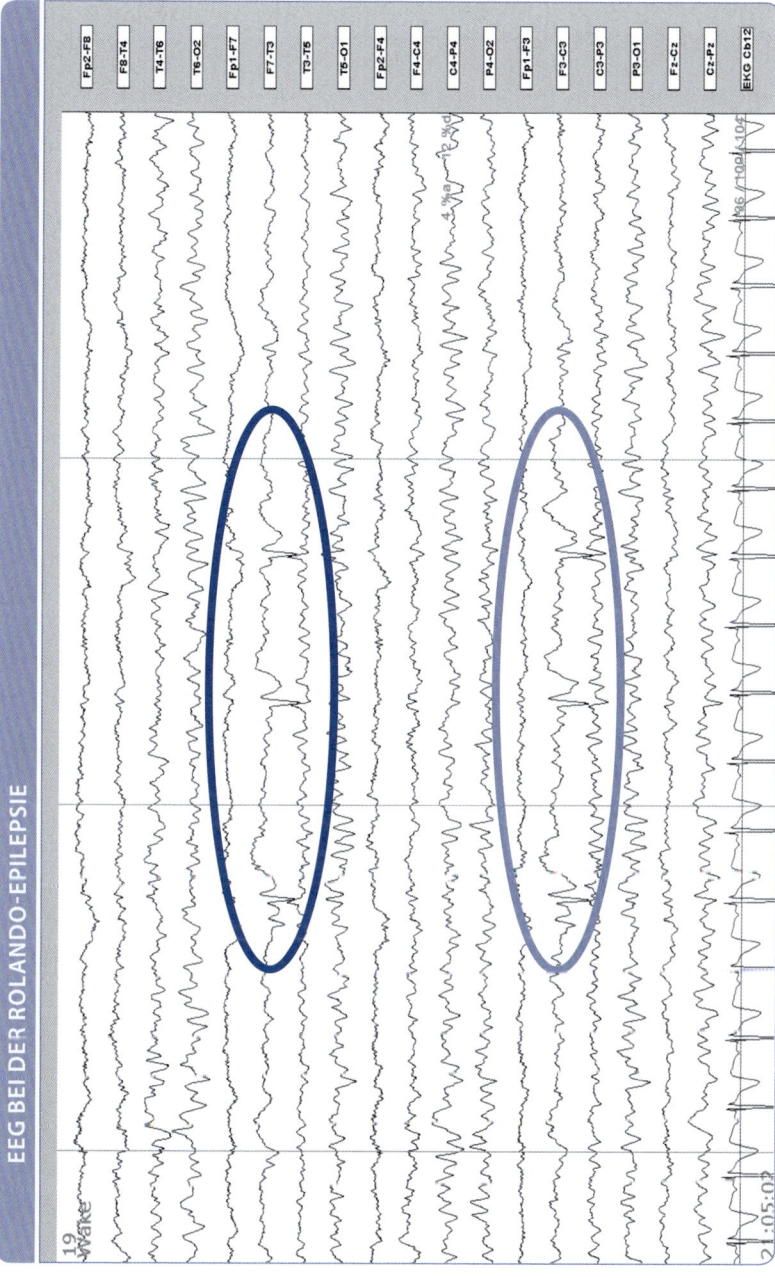

EEG BEI DER ROLANDO-EPILEPSIE

EEG: steile Wellen links im Bereich des Schläfenlappens und in der Zentralregion

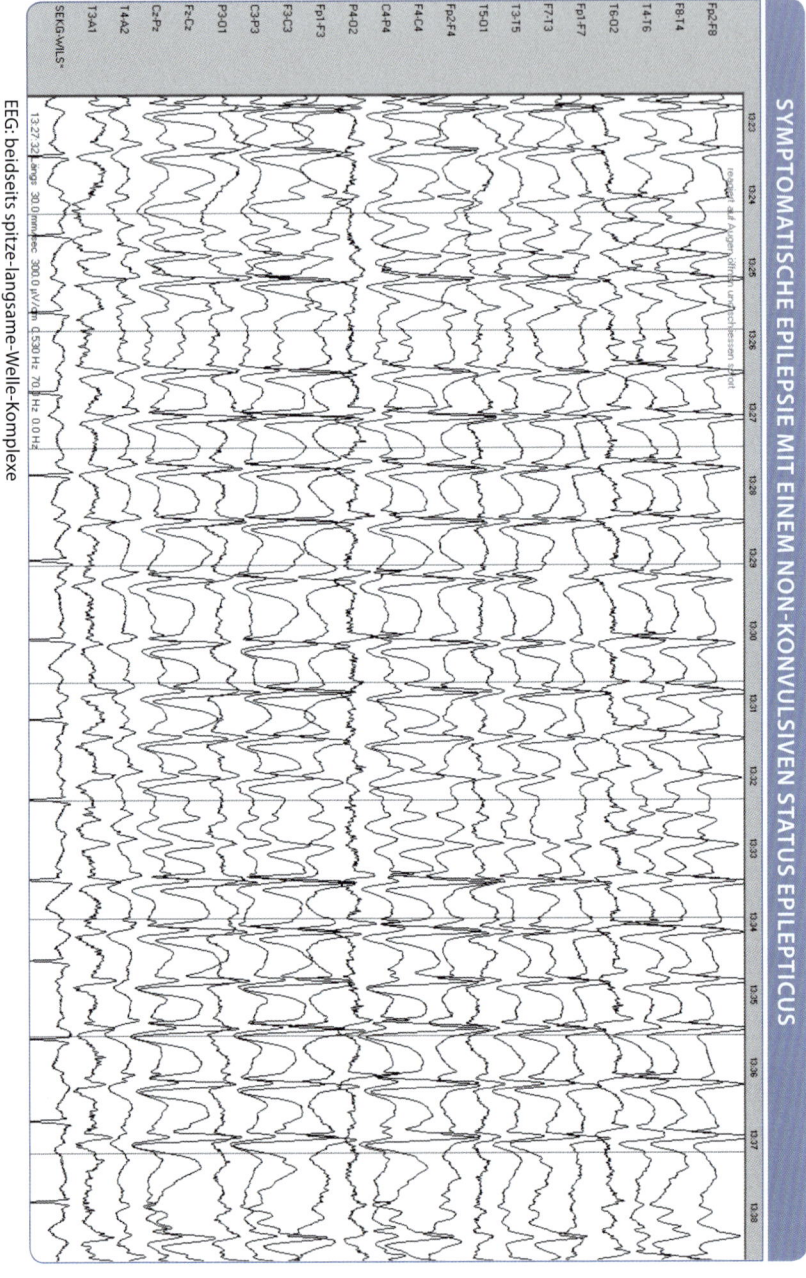

SYMPTOMATISCHE EPILEPSIE MIT EINEM NON-KONVULSIVEN STATUS EPILEPTICUS

EEG: beidseits spitze-langsame-Welle-Komplexe

74

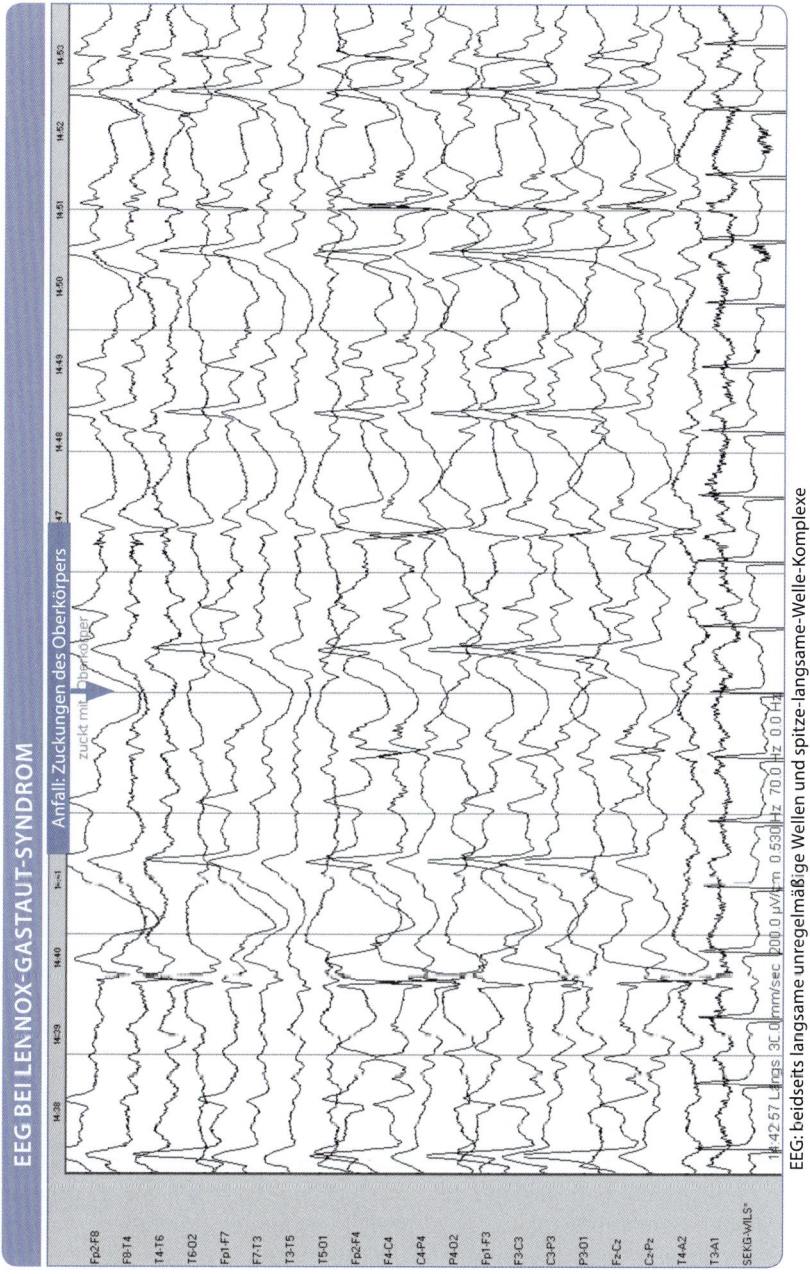

EEG BEI LENNOX-GASTAUT-SYNDROM

Anfall: Zuckungen des Oberkörpers

zuckt mit Oberkörper

Fp2-F8, F8-T4, T4-T6, T6-O2, Fp1-F7, F7-T3, T3-T5, T5-O1, Fp2-F4, F4-C4, C4-P4, P4-O2, Fp1-F3, F3-C3, C3-P3, P3-O1, Fz-Cz, Cz-Pz, T4-A2, T3-A1, SEKG-WILS*

14:38 14:39 14:40 14:41 14:42 14:43 14:44 14:45 14:46 14:47 14:48 14:49 14:50 14:51 14:52 14:53

EEG: beidseits langsame unregelmäßige Wellen und spitze-langsame-Welle-Komplexe

5.2.4 Bildgebende Untersuchungen

Bildgebende Untersuchungen sind ein fester und wichtiger Bestandteil der Epilepsiediagnostik geworden. In den 80er Jahren des letzten Jahrhunderts entstanden erste Kernspin-Tomographie-Aufnahmen des Gehirns (CT-Aufnahmen) – man konnte ins Gehirn hineinschauen! Aus heutiger Sicht war die Aussagekraft dieser Bilder damals eher bescheiden: nur größere Strukturen und Abnormitäten konnten unterschieden werden, wobei die Bilder nicht viel grösser als Briefmarken waren – nicht vergleichbar mit den heutigen Bildern auf den Computerbildschirmen. Etwas später stand die Magnet-Resonanz-Tomographie (abgekürzt MRT oder MRI) mit Schichtaufnahmen zur Verfügung, mit deren Hilfe eine ungeahnte Verfeinerung erreicht wurde: Auf diesen Bildern kann man Formationen im Millimeterbereich unterscheiden, z.B. den Verlauf von Gefäßen oder der Nervenstränge. Die Computertechnik ermöglicht serielle Aufnahmen aus verschiedenen Blickwinkeln zu einem 3D-Bild zusammensetzen, was eine unverzichtbare Hilfe bei den epilepsiechirurgischen Operationen bedeutet. Bei Epilepsien mit fokalem Ursprung gehört eine MRT-Schichtaufnahmeuntersuchung immer zur diagnostischen Abklärung. So ist es möglich, den Ursprungsherd der Anfälle exakt zu orten. Aus Erfahrung wissen die Ärzte, dass fokale Epilepsien nur eher selten auf Medikamente gut ansprechen. Bei Fortbestehen der Anfälle ist es gerade im Kindesalter wegen der Gefahr einer resultierenden Entwicklungsverzögerung besonders wichtig, nicht mit unwirksamen Therapien unnötig Zeit zu verlieren, sondern so früh wie möglich zu überprüfen, ob eine epilepsiechirurgische Maßnahme in Frage kommt.

Die MRT-Schichtaufnahmen zeigen – neben den Hirnstrukturen – Veränderungen, Läsionen und Fehlbildungen des Gehirns. Eine Weiterentwicklung der MRT-Technologie erlaubt auch sogenannte Funktionsaufnahmen (fMRT). Mit deren Hilfe kann man bestimmte Hirnfunktionen, wie die Sprache oder die Handfunktion, genau lokalisieren. Mit besonderen Methoden kann man auch die Größe des Gehirns und der einzelnen anatomischen Regionen berechnen.

Die MRT-Schichtaufnahmeuntersuchung sollte von einem Neuroradiologen durchgeführt werden, damit sie internationalen Richtlinien gerecht wird. Zu berücksichtigen ist auch das Alter des Kindes: im frühen Kindesalter muss die Einstellung der Parameter dem Alter angepasst werden, denn die Unreife des Gehirns beeinflusst sonst die Auswertung und das Ergebnis.

Um eine gute Qualität der MRT-Schichtaufnahmen zu erzielen, müssen die Kinder und Jugendlichen während der Untersuchung still liegen. Schon geringe Bewegungen verursachen Qualitätsverluste. Bei sehr jungen oder sehr unruhigen Kindern ist oft eine Kurznarkose während der Untersuchung notwendig.

Heute gehört die MRT-Schichtaufnahmeuntersuchung zur Routine-Diagnostik bei Verdacht auf eine fokale Epilepsie. Diese Untersuchung wird in folgenden Situationen empfohlen:

Empfehlungen für eine MRT-Schichtaufnahmeuntersuchung
- Bei Anfallsart mit Hinweisen auf einen fokalen Ursprung (auf einen Herd)
- Bei Hinweisen auf einen Herd im EEG
- Bei Entwicklungsverzögerung bei Kindern, die älter als 2 Jahre sind
- Bei symptomatischen generalisierten Epilepsie-Syndromen
- Bei Verdacht auf einen erhöhten Hirndruck
- Nach einem epileptischen Status
- Beim ungewöhnlichen Verlauf der Rolando-Epilepsie

Eine MRT-Schichtaufnahmeuntersuchung ist in der Regel überflüssig bei folgenden Epilepsie-Syndromen:
- Absence-Epilepsie im Kindesalter
- juvenile Absence-Epilepsie
- juvenile myoklonische Epilepsie und
- Rolando-Epilepsie

MRT-Schichtaufnahmen und die Bildbeschreibungen
Auf den folgenden Seiten sind typische Beispiele dargestellt:

SCHLÄFENLAPPENEPILEPSIE, Ursache Hippocampussklerose links

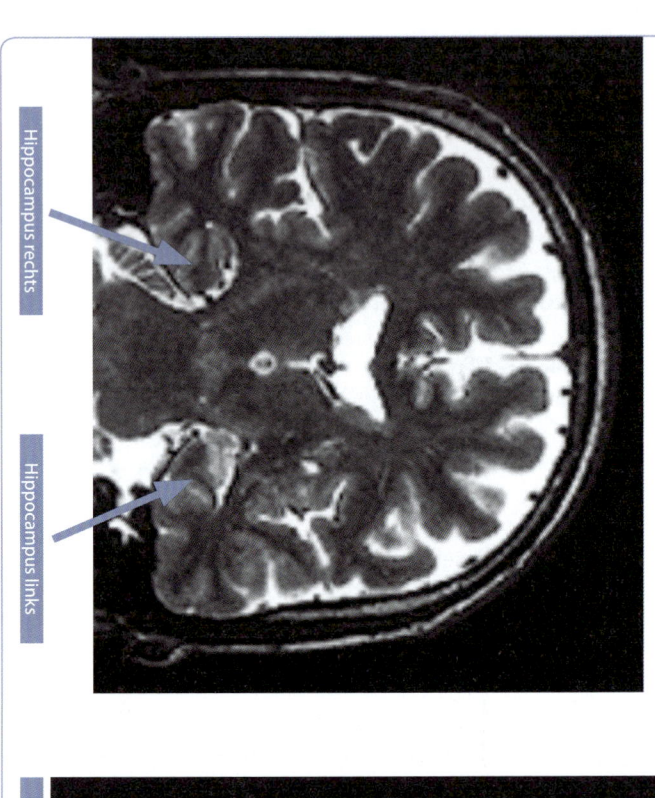

Hippocampus rechts

Hippocampus links

MRT (links): Hippocampus links kleiner als rechts, Signal heller (Bildebene senkrecht)

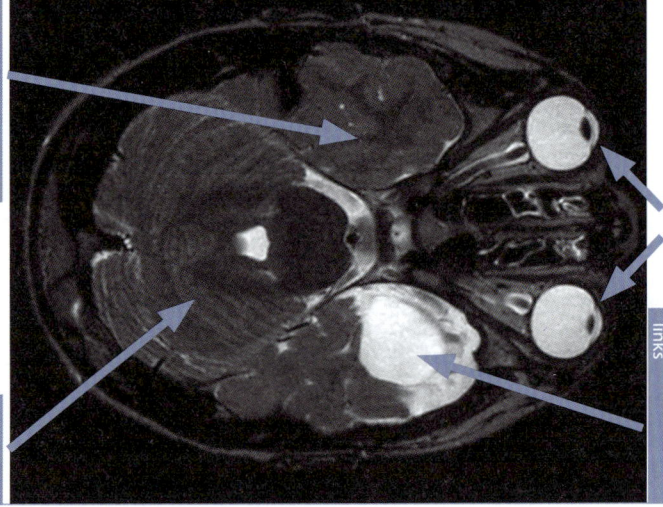

Schläfenlappen rechts

Augen

Stelle der Operation links

Kleinhirn

MRT (rechts): Zustand nach der Operation, der Defekt erscheint hell (Bildebene waagerecht)

SYMPTOMATISCHE EPILEPSIE, Ursache eine Läsion im Hinterhauptlappen rechts

Läsion im Hinterhauptlappen (rechts)

MRT (rechts): Bildebene waagrecht

Läsion im Hinterhauptlappen (rechts)

MRT (links): Bildebene senkrecht

MRT (Bildebenen waagrecht):
fokale kortikale Dysplasie links (im Fadenkreuz)
(Darstellung in der Morphometrie: Prof. Dr. H.J. Huppertz

Rechtes Bild: eine fokale kortikale Dysplasie links

SYMPTOMATISCHE FOKALE EPILEPSIE BEI EINER TUBERÖSEN HIRNSKLEROSE

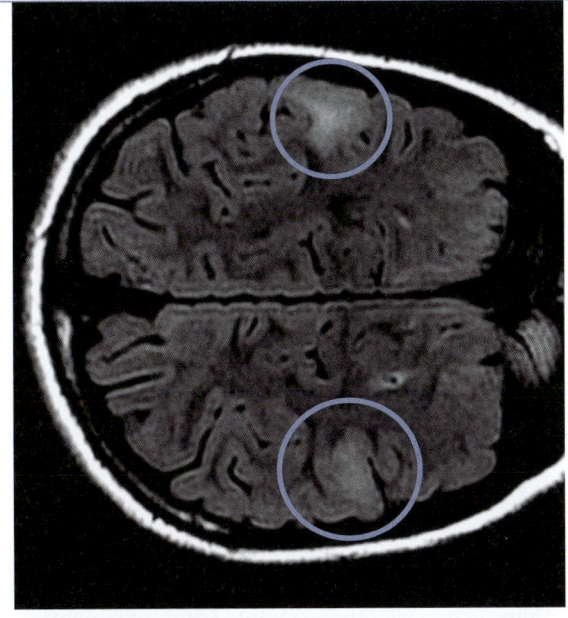

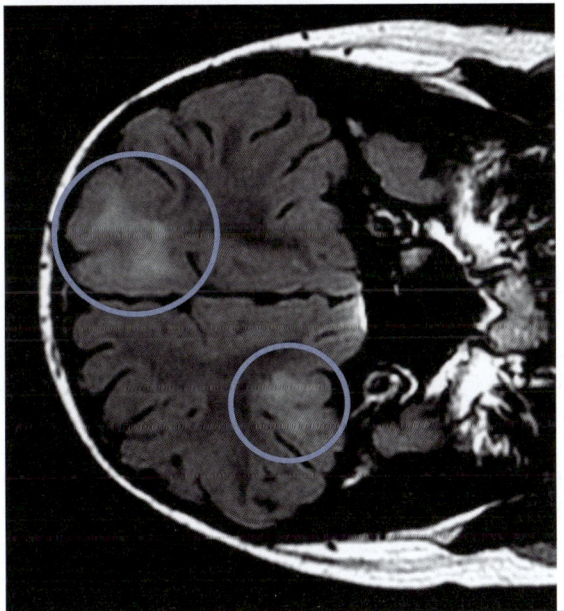

Abnormitäten an mehreren Stellen des Gehirns

5.2.5   Wie steht es mit der Vererbung? – Genetische Untersuchungen

Die Frage nach der Vererbung beinhaltet zwei Aspekte:

- Gibt es Familienangehörige mit Epilepsie?
- Liegt eine genetische Ursache der Epilepsie vor?

Die erste Frage konzentriert sich also auf die Familiengeschichte: Gab es in der Familie schon eine Person mit Epilepsie? Hat dieses Kind, diese/dieser Jugendliche die Epilepsie vielleicht geerbt? Werden ihre/seine Kinder die Epilepsie weitervererben?

Bei der zweiten Frage geht es um die Suche nach einer genetischen Ursache der Epilepsie **ohne (bisherige) familiäre Belastung**. Liegt eine neue Veränderung der Genstruktur vor? Ist diese Veränderung als Ursache für diese Art von Epilepsie bekannt? Wenn es sich um eine neue Veränderung (Mutation) handelt, stellt sich die Frage nach einer Vererbung in die nächste Generation.

Zur Abklärungen der Vererbung einer Epilepsie war man in der Vergangenheit auf Angaben zur Familiengeschichte angewiesen. Seit Anfang dieses Jahrtausends hat die genetische Untersuchungsmethode rasante Fortschritte gemacht. In einer großen Studie (2013) wurde überprüft, wie groß das Risiko bei den Verwandten ist, an einer Epilepsie zu erkranken. Die zweite Frage sollte Information über die Art der vererbten Epilepsien geben. Die Häufigkeit der Epilepsien bis zum 40. Lebensjahr bei Verwandten eines epilepsiekranken Menschen (4,7 %) lag deutlich höher als in der Gesamtbevölkerung (1,3 %). Bei idiopathischen generalisierten Epilepsien war das standardisierte Risiko für Verwandte deutlich höher (5,5 %) als bei fokalen Epilepsien (2,6 %). Der Unterschied würde für unterschiedliche „Wege" der Vererbung sprechen.

Wenn die erstbetroffene Person eine idiopathische generalisierte Epilepsie hatte, stieg das Risiko für idiopathische generalisierte Epilepsien bei Verwandten deutlich höher (8,3 %) als für fokale Epilepsien (2,5 %, leicht erhöht). Das Risiko in der Gruppe der fokalen Epilepsien stieg leicht für fokale Epilepsien (2,6 %) und für generalisierte Epilepsien (1,0 %).

In der Gruppe „idiopathische oder unbekannte Ursache der Epilepsie" zeigte sich ein erhöhtes Risiko von 4,1-4,5 % für vergleichbare Epilepsien bei den Verwandten. Wenn die erst betroffene Person eine „angeborene" (wahrscheinlich genetisch bedingte) Epilepsie hatte, war das Risiko für eine vergleichbare Epilepsie bei den Verwandten deutlich erhöht (7,6 %).

Das Risiko für Epilepsie war deutlich höher beim Nachwuchs einer Frau (5,0 %) als bei dem eines Mannes (1,8 %). Das Risiko für eine generalisierte Epilepsie betrug bei dem Nachwuchs der Frau 8,7 % und bei dem des Mannes 7,2 %, das Risiko für eine fokale Epilepsie bei dem Nachwuchs der Frau 4,0 % und bei dem Nachwuchs des Mannes 0,8 %.

In der folgenden Tabelle wird das Erkrankungsrisiko für einige Epilepsie-Syndrome dargestellt

ERKRANKUNGSRISIKO FÜR FAMILIENANGEHÖRIGE	
Lokalisationsbezogene Epilepsien: idiopathisch mit altersbezogenem Beginn	
Benigne fokale Epilepsie des Kindesalters (Rolando-Epilepsie)	Das EEG-Merkmal wird autosomal dominant, die klinische Symptomatik mit reduzierter Penetranz vererbt. Geschwister erkranken an Rolando-Epilepsie in 10 %, mehr Knaben als Mädchen im Verhältnis 3:2. Zu Nachkommen keine Angaben.
Benigne okzipitale Epilepsie des Kindesalters	vermutlich wie oben, erst wenige Untersuchungen.
Primäre Lese-Epilepsie	Hinweise auf einen autosomal dominanten Vererbungsmodus vorhanden.
Generalisierte Epilepsien: idiopathisch mit altersbezogenem Beginn	
Lennox-Gastaut-Syndrom	Variierende Angaben je nach Einschlusskriterien, aber in der Regel kein Wiederholungsrisiko.
Myoklonisch-astatische Epilepsie (Doose-Syndrom)	Unter Verwandten 1. Grades sind 4,3 % wieder an Epilepsie erkrankt, 1,5 % der Eltern, 4,6 % der Geschwister. Angaben über Nachkommen ungenügend. Die Epilepsieformen bei Verwandten entsprechen denen bei idiopathisch generalisierten Epilepsien.
Absence-Epilepsie des Kindesalters	Bei 20-25 % Verwandte 1. Grades mit Epilepsien, 5 % der Eltern, 5-10 % der Geschwister, 7 % der Kinder. Die Epilepsieformen bei Verwandten entsprechen denen bei idiopathisch generalisierten Epilepsien, mehrheitlich Absence-Epilepsie.

ERKRANKUNGSRISIKO FÜR FAMILIENANGEHÖRIGE (Fortsetzung)	
Generalisierte Epilepsien: idiopathisch mit altersbezogenem Beginn (Fortsetzung)	
Juvenile Absence-Epilepsie	Bei 15 % Verwandte 1. Grades mit Epilepsien, 5 % der Eltern, 5-7 % der Geschwister, 5 % der Kinder. Die Epilepsieformen bei Verwandten 1. Grades entsprechen denen bei idiopathisch generalisierten Epilepsien, mehrheitlich Absence-Epilepsien.
Juvenile myoklonische Epilepsie	Bei 23 % Verwandte 1. Grades mit Epilepsien, 3-4 % der Eltern, 5-7 % der Geschwister, 7 % der Kinder. Die Epilepsieformen bei Verwandten 1. Grades entsprechen denen bei idiopathisch generalisierten Epilepsien, mehrheitlich juvenile myoklonische Epilepsie.
Epilepsie mit Aufwach-Grand mal	Bei 23 % Verwandte 1. Grades mit Epilepsien, 1,5 % der Eltern, 2,4 % der Geschwister, 9 % der Kinder. Die Epilepsieformen bei Verwandten 1. Grades entsprechen denen bei idiopathisch generalisierten Epilepsien, mehrheitlich reine Aufwach-Grand mal.

Routinemäßige genetische Untersuchungen sind noch nicht möglich. Die Veranlassung zu einer genetischen Untersuchung zur Abklärung der Ursache der Epilepsie setzt eine sorgfältige Analyse der klinischen Krankheitssymptome voraus. Resultate einer genetischen Untersuchung können Information zu Ursache, Therapie, Prognose und zu Beurteilung eines Risikos beim Nachwuchs liefern. Andere wichtige Erfolge stellen zum Beispiel solche Entdeckungen dar, dass einige Medikamente gegen Epilepsie bei bestimmten genetischen Epilepsie-Syndromen eine gute Wirksamkeit zeigen, während dieselben Medikamente bei anderen Syndromen unwirksam bleiben oder sogar Anfälle auslösen können. Solche Erkenntnisse werden in der Zukunft eine für jeden Patienten ausgewählte und angepasste Therapie ermöglichen.

5.2.6   Neuropsychologische Untersuchung

In den ersten Lebensjahren bis zur Pubertät durchlaufen Kinder eine rasante Entwicklung, sowohl körperlich als auch geistig, psychisch und psycho-sozial. Bei Kindern und Jugendlichen mit Epilepsie besteht ein erhöhtes Risiko für Funktionsstörungen des Lernens, Denkens und Verhaltens. Wiederholte epileptische Anfälle können die wichtigen Hirnfunktionen beeinträchtigen. Im Alltag zeigt sich dies in Lern- und Gedächtnisschwierigkeiten, Konzentrationsstörung und Verlangsamung, oder als Verhaltensstörung und Stimmungsinstabilität. Durch eine neuropsychologische Testung mit standardisierter Methode können solche Schwierigkeiten aufgedeckt werden.

Die Art der Störungen hängt von mehreren Faktoren ab. So kann eine Ursache der Epilepsie auch Hirnfunktionen oder die geistige Entwicklung beeinflussen. Häufige Anfälle, Beginn der Epilepsie in den ersten Lebensjahren und epileptiforme Entladungen im EEG, auch ohne wahrnehmbare Anfälle, bedeuten ein Risiko für Hirnfunktionen und für die geistige Entwicklung. Nach einer Hirnentzündung oder einer Verletzung des Gehirns sind Hirnfunktionsstörungen und epileptische Anfälle miteinander in einigen Fällen vergesellschaftet. Dabei spielt die Größe und Lokalisation der Narbe eine entscheidende Rolle.

Folgende Aspekte der Hirnfunktionen werden bei einer neuropsychologischen Untersuchung geprüft:

- Die **Aufmerksamkeit** ist grundsätzlich wichtig für die geistigen Funktionen des Menschen, also für das Denken und Lernen. Aufmerksamkeitsstörungen kommen bei Epilepsiekranken oft vor. Sie können aber auch auf Nebenwirkungen der Medikamente gegen Epilepsie beruhen.
- **Exekutive Funktionen** regeln u.a. das Denken und Verhalten, steuern die Problemlösung und Entscheidungsfähigkeit. Störungen äußern sich in unruhigem Verhalten, Vergesslichkeit, fehlendem Durchhaltevermögen beim Arbeiten, Unordnung und Impulsivität.
- **Lern- und Gedächtnisprobleme** gehören zu den häufigsten Funktionsstörungen bei Epilepsien. Lernen und Gedächtnis wie auch Aufmerksamkeit und flottes Arbeiten setzen ein kompliziertes Netzwerk voraus. Diese Funktionen sind besonders anfällig und können durch die Epilepsie oder die Therapie empfindlich gestört werden.
- Die **Geschwindigkeit** beim Denken, Lernen und Arbeiten spielt im Alltag eine wichtige Rolle. Häufige Anfälle oder schlecht dosierte Medikamente können eine Verlangsamung der Arbeitsgeschwindigkeit verursachen.
- **Informationsverarbeitung** beinhaltet, wie schnell eine Person Gesprochenes versteht oder Zusammenhänge zwischen Sprache und Bildern erfassen kann. Eine Störung in diesem Bereich äußert sich in Schwierigkeiten der sprachlichen Verständigung untereinander. Sprache wird nicht verstanden oder der Patient hat Schwierigkeiten verständlich zu sprechen.

Von der „Internationalen Liga gegen Epilepsie" wird eine neuropsychologische Untersuchung zu Beginn der Epilepsie empfohlen, damit später beurteilt werden kann, ob die geistige und psychische Entwicklung des Kindes altersgemäß fortschreitet. Die Indikation zu dieser Untersuchung sollte man eher großzügig stellen, damit bei Nachweis von Schwächen eine angemessene Unterstützung organisiert werden kann. Mit Hilfe neuropsychologischer Untersuchungen lassen sich auch Hinweise auf Nebenwirkungen der verordneten Medikamente rechtzeitig aufdecken. Nach Einführung eines neuen Medikamentes sollte das Kind oder die/der Jugendliche kontrolliert werden, um mögliche Veränderungen der Aufmerksamkeit, der Konzentrationsfähigkeit, des Gedächtnisses oder des Arbeitstempos rechtzeitig zu bemerken. Besteht Verdacht auf ein Nachlassen der Leistungsfähigkeit, oder tauchen Probleme bei Schularbeiten auf, ist eine neuropsychologische Untersuchungen zu empfehlen. Wenn dabei Hinweise auf therapiebedingte Faktoren als Ursache identifiziert werden, muss der Therapieplan überprüft werden. Sowohl die Zahl der Medikamente und deren Dosierung als auch das Fortbestehen von Anfällen können Leistungsschwächen verursachen. Eine neuropsychologische Untersuchung gehört unabdingbar zur Vorbereitung eines epilepsiechirurgischen Eingriffs sowie deren Wiederholung als Kontrolle nach der Operation.

Wenn die neuropsychologische Untersuchung bestimmte Hirnfunktionsstörungen aufdeckt, kann die Neuropsychologin/der Neuropsychologe gezielt eine Beratung anbieten und bei Bedarf eine Therapie empfehlen. Bei Verdacht auf medikamentös verursachte Hirnfunktionsstörungen muss die Medikation überprüft und angepasst werden. Dies ist dann die Aufgabe des behandelnden Arztes.

INHALT EINER NEUROPSYCHOLOGISCHEN UNTERSUCHUNG	
Sprache	Ausdruck, Verständnis (schriftlich und mündlich
Sprachliche Gedächtnisfunktionen	Auffassungsspanne, Lernen, Gedächtnis, Serialität
Visuell-räumliche Funktionen	Erkennen, Lernen, Gedächtnis, Serialität
Visuell-räumliche Wahrnehmung	Formerfassung, Raumerfassung, Detailerfassung, analytisch synthetische Formverarbeitung, räumlich-konstruktive Leistungen

INHALT EINER NEUROPSYCHOLOGISCHEN UNTERSUCHUNG (Fortsetzung)	
Exekutive Funktionen	Handlungssteuerung, Einstellungs- und Umstellungsfähigkeit, Abstraktionsfähigkeit, verbale Ideenproduktion, Erfassen von Wesentlichem und von Zusammenhängen
Aufmerksamkeit, Konzentrationsfähigkeit, Reaktionsvermögen	
Arbeitstempo, Ausdauer, Auffassungsgeschwindigkeit	
Stimmungslage, Verhalten und Anpassungsfähigkeit	

5.3 Dritte Phase: Auswertung der Resultate, Festlegen der Diagnose

Zur Auswertung der Untersuchungen werden alle Untersuchungsbefunde zusammengeführt. Epileptiforme Entladungen sind Hinweise auf eine generelle Anfallsbereitschaft. Lokalisierte, fokale langsame Wellen oder epileptiforme Entladungen sprechen für fokale Anfälle. Bei generalisierten Anfällen treten für Epilepsie typische Entladungen symmetrisch auf beiden Hirnhälften oder über das ganze Gehirn auf. Es wird überprüft, ob die EEG-Befunde zum Anfallsablauf passen. Gibt es eine zeitliche Korrelation zwischen dem Beginn des Anfalls und den EEG-Veränderungen? Ist der EEG-Befund typisch für die Anfallsbeschreibung? Findet man eine Übereinstimmung zwischen dem EEG-Befund und den MRT-Schichtaufnahmen? Langzeit-EEG-Untersuchungen mit Anfallsregistrierungen unterstützen diese Überlegungen und geben Sicherheit für die Entscheidung, dass es sich um eine Epilepsie handelt.

Von einer Epilepsie darf man erst dann sprechen, wenn eine dauernde Anfallsbereitschaft vorliegt, d.h., dass weitere Anfälle ohne äußere Reizung zu erwarten sind. Wenn jemand einen einzigen Anfall erlitten hat und keine Hinweise auf weitere Anfälle vorliegen, spricht man von einem „Gelegenheitsanfall". Man muss 6-12 Monate warten, ob noch weitere Anfälle auftreten. In dieser Zeit sollte man Vorsichtsmaßnahmen einhalten und eine Notfallmedikation vorsichtshalber bei sich tragen.

5.3.1 Vorsichtsmaßnahmen

Wenn die Epilepsie-Diagnose gesichert ist, sind zunächst Vorsichtsmaßnahmen zwingend, um lebensgefährliche Situationen zu vermeiden, denn Anfälle treten in der Regel nach einem Zufallsmuster auf. Zu Beginn der Therapie bietet das Medikament noch keinen Schutz gegen Anfälle, da noch kein ausreichender Wirkspiegel des Medikaments im Blut erreicht ist. Lebensgefährliche Situationen sind z.B. Baden in der Badewanne, Schwimmen oder Tauchen. Man sollte auch Sportarten mit hohen Geschwindigkeiten vermeiden, z.B. Fahrradfahren, Skifahren, Reiten und Ähnliches. Erst wenn stabile Blutwerte des Medikaments erreicht sind und keine Anfälle mehr vorkommen, kann man mit dem Arzt die Sicherheitsregeln neu besprechen. Eine Ausnahme ist Baden in der Badewanne: auch bei Anfallsfreiheit wird eine ununterbrochene Aufsicht empfohlen. Die häufigsten tödlichen Unfälle bei Epilepsiekranken sind Ertrinkungsunfälle in der Badewanne.

5.3.2 Fragen der Eltern nach der Untersuchung

Ziel der durchgeführten Untersuchungen ist es, Antwort auf die Frage zu bekommen, welche Krankheit vorliegt und welche Folgen, einschließlich Therapien, daraus resultieren. Am Ende aller Untersuchungen steht ein ausführliches Gespräch mit den Eltern. Es ist sehr zu empfehlen, dass sowohl die Mutter als auch der Vater daran teilnehmen. So erhalten sie beide dieselben Informationen und tragen zusammen die Verantwortung für weitere Entscheidungen, z.B. über eine Therapie, wenn die notwendig werden sollte. Die Hauptperson darf man nicht vergessen: das Schulkind oder die/der Jugendliche will auch erfahren, was für eine Krankheit er/sie hat, wie diese Krankheit behandelt wird und welche Folgen die Krankheit für die Zukunft bedeutet. Der Patient trägt die Konsequenzen, die durch seine Krankheit entstehen: Medikamente einnehmen, Kontrolluntersuchungen, eventuell zeitweise Einschränkungen von Freizeitaktivitäten und vieles mehr. Vielleicht hat die Erkrankung Folgen auch für seine Zukunftspläne.

Eltern haben zu den Untersuchungsergebnissen viele Fragen: „Handelt es sich wirklich um eine Epilepsie? Vielleicht hatte das Kind nur einen schlechten Tag. Es hatte viel Stress in der Schule." „Hat es etwas mit der schwierigen Schwangerschaft zu tun?" „Ist unsere Scheidung schuld daran?" „Was ist das für eine Krankheit? Kann unser Kind geheilt werden?" „Wie lange muss es Medikamente einnehmen?" „Wie ist es mit der Schule, kann unser Kind noch die Schule besuchen? Was machen wir, wenn sie/er in der Schule Anfälle bekommt?" „Was passiert, wenn unser Kind keine Therapie bekommt? Wir essen so gesund und machen viel Sport."

Eltern können zu allen Untersuchungsergebnissen wie auch zu Therapiemöglichkeiten Fragen stellen und dadurch Unklarheiten beseitigen. Sie müssen dann Entscheidungen über die Notwendigkeit einer Therapie treffen: Wollen sie für ihr Kind eine Therapie? Welche Therapie? Wie sind die Aussichten auf Heilung? Welche Nachteile gibt es bei verschiedenen Therapien? Vielleicht wollen die Eltern noch abwarten, weitere Gespräche zu Hause führen, oder eine fachliche Zweitmeinung einholen. Welche Entscheidung die Eltern auch treffen, es ist wichtig, dass sie untereinander derselben Meinung sind und ihrem Kind diese Meinung auch sagen. So unterstützen sie ihr Kind und helfen ihm, die Krankheit zu akzeptieren.

Für das Elterngespräch muss genügend Zeit zur Verfügung stehen, damit Untersuchungsbefunde in Ruhe durchgegangen werden können. Gemeinsames Betrachten von EEG-Aufzeichnungen mit typischen Veränderungen oder von Video-Aufzeichnungen mit EEG-Kurven und Anfällen, Demonstration der MRT-Schichtaufnahmen und Besprechung der Ergebnisse der neuropsychologischen Untersuchung geben den Eltern Einblick in die diagnostischen Überlegungen des Arztes. Die konkreten Hinweise der Untersuchungsbefunde helfen den Eltern, die Epilepsie als Krankheit ihres Kindes zu akzeptieren. Auf dieser Grundlage kann dann eine passende Therapie ausgewählt werden.

Eine der schwierigsten Fragen betrifft die Ursache einer Epilepsie. Durch verbesserte Untersuchungsmöglichkeiten kann die Ursache immer häufiger genannt werden. Langzeit-EEG-Untersuchungen mit den gleichzeitig aufgenommenen Videos der Anfälle helfen bei der Klassifikation der Anfälle. Die erheblich weiterentwickelte Technik der MRT-Schichtaufnahmen ermöglicht es, immer kleinere Auffälligkeiten in den Hirnstrukturen als Ursprungsorte epileptischer Anfälle zu erkennen. So kann in bestimmten Fällen z.B. auch eine chirurgische Therapie geplant werden. Die Entwicklung der genetischen Untersuchungen öffnet immer häufiger neue Möglichkeiten, eine Genveränderung oder Wirkungen von mehreren gleichzeitigen Genveränderungen als Ursache der Epilepsie zu identifizieren. Trotz aller dieser Fortschritte bleibt die Ursache im Einzelfall oft unbekannt.

Einige Eltern vermuten, dass ein bestimmtes Ereignis während der Schwangerschaft oder nach der Geburt die Ursache der Epilepsie sein könnte. Eine häufige Frage ist, ob ein Sturz des Kindes auf den Kopf im Säuglingsalter die Epilepsie verursacht haben könnte. Solche Vermutungen können Schuldgefühle oder Spannungen in der Familie erzeugen und zu Streitigkeiten führen, wenn nicht in der ärztlichen Beratung darüber gesprochen wird. Ab und zu tritt der erste Anfall in einer belastenden Situation bei Scheidung der Eltern, nach dem Umzug in eine fremde Umgebung, nach Ausbruch schwerer Krankheiten in der Familie auf.

Dabei ist der Stress nur ein Auslöser des Anfalls bei einer schon vorliegenden Bereitschaft zu Anfällen. Weder die Mutter noch der Vater ist daran schuld. Ohne einen solchen Stress wäre der Ausbruch eines Anfalls irgendwann später gekommen.

Der Volksmund kennt zahlreiche „Ursachen" für eine Epilepsie, die medizinisch jedoch nicht begründet sind: recht banale Ereignisse während der Schwangerschaft wie falsches Essen, Erschrecken, Stürze, eine traurige Nachricht, und vieles mehr. Wenn den Eltern solche Erklärungen als „wahres Wissen" angeboten werden, sollten sie sich an den Arzt wenden und seine Meinung darüber hören.

5.3.3 Wie geht es den Eltern?

Vieles können die Eltern zunächst noch gar nicht in Wort kleiden. Mit Grübeleien und Schuldgefühlen quälen sie sich oft Tag und Nacht ohne Antwort zu finden: „Warum ist mein Kind krank?" „Was habe ich falsch gemacht?" „Ist in der Schwangerschaft etwas schief gelaufen?" Schlaflose Nächte mit Wut, Verzweiflung und Trauer sind die belastende Folge. Solche seelische Schmerzen erleben Mutter und Vater häufig unterschiedlich stark. In der Auseinandersetzung mit der Krankheit und dem Schicksal des Kindes hilft ein ausführliches Gespräch miteinander, mit einer Vertrauensperson oder mit einer Fachperson. Die Eltern brauchen viel Kraft und Zeit, um die plötzlich eingetretene neue Situation zu akzeptieren und zu bewältigen.

5.3.4 Wie sage ich es meinem Kind?

Die Diagnose einer Epilepsie bestätigt zu bekommen, bedeutet für jedes Elternpaar, für jede Mutter, für jeden Vater eine besondere Belastung. Was erlebt ein Kind, eine Jugendliche oder ein Jugendlicher in dieser Situation? Wie verstehen sie die Krankheit und die vielen fremdartigen Untersuchungen? Sie erleben die sorgenvollen Eltern und fragen: „Ist die Krankheit so schlimm?" Unwissen erzeugt Ängste und Phantasien, die Kinder und Jugendliche schlecht bewältigen können. Es ist in der Regel günstig, dass die betroffene Person, sei es ein Kind oder eine Jugendliche oder ein Jugendlicher, bei den Besprechungen mit dem Arzt anwesend ist. Schließlich wollen und sollen sie wissen, was passiert ist, warum so viele Untersuchungen durchgeführt wurden und warum eine Therapie erfolgen soll. Die meisten Epilepsiekranken erleben den Anfall selbst gar nicht. Dann müssen sie durch viele Untersuchungen gehen und anschließend noch Medikamente einnehmen! Einige Betroffene merken nachträglich nur, dass „sich etwas geändert hat". Es ist nicht leicht, eine Krankheit wie Epilepsie zu akzeptieren, wenn man selbst nicht wahrnimmt, was im Anfall passiert.

Trotzt der Sorge und Kummer der Eltern bleibt das Kind oder der/die Jugendliche bei Besprechungen in einer ruhigen Atmosphäre ebenfalls ruhig. Sie erfahren, dass der Arzt mit ihnen und den Eltern ohne Heimlichkeiten spricht. Wichtig ist es zu betonen, dass keine Person an den Anfällen „schuld" ist. Junge Kinder verstehen noch nicht alle Einzelheiten des Gesprächs, aber sie erleben, dass die Eltern „alles richtig machen". Die Krankheit wird in die Familie integriert, sie hat einen Namen und man darf darüber sprechen. Dazu ist es notwendig, auch die Geschwister über die Krankheit zu informieren.

Wenn Eltern ihr Kind von solchen Gesprächen fernhalten möchten, wird der Arzt dies natürlich akzeptieren. Diese Haltung bedeutet, dass die Eltern selbst noch vom Ernst der Epilepsie-Krankheit überwältigt sind. Ihre Befürchtungen, Ängste und ihre Ablehnung der Epilepsie-Diagnose hindern sie daran, kompetent mit der Realität umzugehen. So können sie ihrem Kind in dieser Situation keine Sicherheit anbieten und brauchen mehr Zeit, um die Krankheit als Schicksal ihres Kindes zu akzeptieren.

Einige Kinder und Jugendliche möchten Video-Aufzeichnungen ihrer Anfälle sehen, manche hingegen nicht. Manchmal entsteht dieses Bedürfnis erst in der Pubertät, im Stadium der Auseinandersetzung mit der eigenen Persönlichkeit. Diesen Wunsch kann man leicht erfüllen. Wenn die Kinder und Jugendlichen dann sich selbst sehen, fallen viele Ängste und Befürchtungen von ihnen ab. Sie bekommen ein realistisches Bild von ihren Anfällen und finden leichter einen Weg, ihre Epilepsie zu akzeptieren.

6 VON DER DIAGNOSE ZUR BEHANDLUNG

6.1 Warum eine Therapie? – Therapieziele

Ziel der Therapie ist eine gute Anfallskontrolle, damit sich die geistige, körperliche und psycho-soziale Entwicklung des Kindes oder der/des Jugendlichen unbehindert fortsetzen kann. Um dies zu erreichen heißt das Therapieziel:

**Anfallsfreiheit ohne epileptiforme Entladungen im EEG
und ohne Nebenwirkungen der Therapie.**

Dieses optimale Ziel kann bei etwa 70% der Erkrankten erreicht werden. Die Therapie sollte unverzüglich beginnen, denn weitere Anfälle belasten sowohl das Kind als auch die Eltern. Da eine aktive Epilepsie die normale Hirnentwicklung stören kann, sollte die Anfallsfreiheit so schnell wie möglich erreicht werden. Beim Kind zählt jede Woche! Manchmal ist es notwendig, das zunächst gewählte Medikament zu wechseln, was auch ebenfalls Zeit kostet.

Das Ziel ist es, zunächst eine stabile Anfallsfreiheit innerhalb von 6 bis maximal 12 Monaten zu erreichen. Was tut man, wenn das Ziel nicht erreicht wird, wenn weiterhin Anfälle auftreten? Allein durch ein monatelanges Zuwarten passiert kein Wunder: Entweder ist die Dosis unzureichend, so dass der Blutwert des Medikaments unterhalb des bekannten Wirkbereichs liegt, was die Ursache der scheinbaren Wirkungslosigkeit sein könnte; oder das Medikament hat sich als unwirksam bei dem vorliegenden Epilepsie-Syndrom gezeigt. Es kann auch sein, dass aufgrund der Ursache der Epilepsie eine Anfallsfreiheit nicht möglich ist. In dieser Situation sollte man unbedingt auf Epilepsie spezialisierte Kinderärzte oder Neurologen, eventuell in einem Epilepsie-Zentrum, konsultieren, um das weitere Vorgehen zu besprechen.

Es gibt einige Ausnahmesituationen. Nach einem ersten, einzelnen Anfall kann der Beginn der Therapie noch aufgeschoben werden, wenn unsicher ist, ob weitere Anfälle zu erwarten sind, oder wenn die Eltern dieses dringend wünschen. In diesem Fall müssen die Eltern informiert werden, worauf sie zu achten haben und wie man mit einem Notfallmedikament umgeht. Wegen des Risikos weiterer Anfälle muss der Patient Situationen vermeiden, in denen ein plötzlicher Anfall lebensgefährlich werden kann (siehe: Vorsichtsmaßnahmen, S. 88). Ein Notfallmedikament muss stets mitgeführt werden. Der Therapiebeginn kann auch verzögert werden, wenn es sich um eine Epilepsie mit seltenen, nächtlichen Anfällen handelt. Ein Beispiel ist die sogenannte Rolandische Epilepsie, die entwicklungs-begingt spätestens in der Pubertät verschwindet.

Es gibt schwere Formen der Epilepsie, bei denen Hirnfunktionen genetisch, durch Fehlbildungen oder durch äußere Einflüsse (Krankheiten, Unfälle) so stark ver-ändert sind, dass die Epilepsie nicht heilbar ist. Zu dieser Gruppe gehören ver-schiedene Epilepsien, die während der ersten Lebensjahre beginnen. Da in diesen Fällen eine Anfallsfreiheit fast nie zu erreichen ist, beschränkt sich das Therapie-ziel auf die Ermöglichung einer guten Lebensqualität mit möglichst seltenen Anfällen, ohne dass die betroffenen Kinder oder Jugendlichen unter Neben-wirkungen der Medikamente leiden. Auf Nebenwirkungen sollte genau geachtet werden, denn meistens benötigt man bei solchen schwer behandelbaren Epilepsien eine Kombinationstherapie mit 2-3 Medikamenten.

6.2 Beginn der Therapie

Die Entscheidung für eine Therapie des Kindes oder der/des Jugendlichen liegt letztlich in der Verantwortung der Eltern. Das ist für sie nicht einfach. Ältere Schul-kinder und Jugendliche sollten an diesen Diskussionen teilnehmen und für sich sprechen. Die Eltern müssen umfassend informiert werden, damit sie die Situation ausreichend beurteilen können. Neben der Wirksamkeit einzelner Medikamen-te spielen deren Nebenwirkungen bei einer solchen Beratung eine große Rolle. Sowohl Wirkung als auch Nebenwirkungen sind individuell sehr unterschiedlich, abhängig von der genetischen Ausstattung des Patienten, die für den Abbau der Medikamente im intermediären Stoffwechsel verantwortlich ist. Die Verträglich-keit eines Medikamentes kann nicht im Voraus bestimmt werden. So kann es not-wendig werden, dass das gewählte Medikament wegen Wirkungslosigkeit oder wegen unerwünschter Wirkungen ausgetauscht werden muss. Das ist nicht selten der Fall. Auf der anderen Seite muss die Dosis so gewählt werden, dass erfahrungs-gemäß eine Wirksamkeit zu erwarten ist. Minimale Dosen sind unwirksam und ungeeignet für eine Behandlung, können aber trotzdem Nebenwirkungen verur-sachen. Die Dosis soll „so hoch wie notwendig – und so niedrig wie möglich" sein!

Bei der Findung einer optimalen Behandlung spielt eine große Rolle die Zusam-menarbeit der Eltern mit den behandelnden Ärzten. Die Eltern kennen ihr Kind am besten und merken am sichersten positive wie negative Veränderung des Verhaltens, der Essensgewohnheiten, des Sprechens und der Konzentrations-fähigkeit beim Lernen. Auch Lehrpersonen können ihre Beobachtungen mitteilen, wenn beim Kind oder bei der/dem Jugendlichen plötzlich Müdigkeit oder Konzentrationsschwierigkeiten zu beobachten sind. Gelegentlich kommt es vor, dass elterliche Ängste ein solches Ausmaß annehmen, dass eine Optimierung der medikamentösen Therapie unmöglich wird. Dann müssen die Eltern einmal „über ihren Schatten springen" und sich den Empfehlungen der Ärzte anvertrauen. Wann Jugendliche selbst über ihre Therapie entscheiden können und sollen, ist nicht möglich global festzulegen. Eine solche Entscheidung kann nur in vertraulichen Gesprächen zusammen mit den Eltern und Jugendlichen getroffen werden. Jugendliche sollten in der Lage sein, das Ziel der Therapie zu verstehen, Verantwortung zu übernehmen und ihre Medikamente nicht heimlich abzusetzen. Der Wunsch, sich von der Tabletteneinnahme zu befreien, resultiert oft aus einer mangelhaften Information. Die Jungen möchten dringend einen Führerschein für ein Moped oder ein Auto „wie alle Kollegen" bekommen. Sie glauben, das sei nur ohne Medikamente möglich. Im Gespräch wird geklärt, an welche Bedingungen der Erwerb eines Führerscheins geknüpft ist.

Bei einigen Anfallsformen gibt es sogenannte Auslöser (Provokationen) unterschiedlicher Art, z.B. Lichtblitze, eine bestimmte Tätigkeit („praxisinduzierte Anfälle"), Schlafmangel oder Hitze. Wenn die Vorgeschichte Hinweise auf Auslösermechanismen aufdeckt, sollte überprüft werden, wie solche Auslöser zu vermeiden sind. In einigen Fällen kann man durch bloße Vermeidung des Auslösers Anfallsfreiheit erreichen. Meistens ist aber eine medikamentöse Unterstützung notwendig.

7 THERAPIEN DER EPILEPSIEN

7.1 Medikamente oder gibt es Alternativen?

Nach der Vorgeschichte und den notwendigen Untersuchungen werden alle Befunde zusammengetragen und kritisch ausgewertet. Wenn sich die Diagnose einer Epilepsie bestätigt, werden die Art der Epilepsie und das Epilepsie-Syndrom präzisiert. Bis auf wenige Ausnahmen (wie bei der Rolando-Epilepsie) erhebt sich dann die Frage nach der Art der Therapie. Das erste Ziel ist Anfallsfreiheit, die bei Kindern und Jugendlichen die Grundlage für eine ungestörte geistige, psychische und psycho-soziale Entwicklung mit einer guten Lebensqualität bildet. Wenn eine komplette Anfallsfreiheit nicht zu erreichen ist, sollte die Therapie auf eine Reduktion der Anfälle und eine gute Lebensqualität ohne unerwünschte Nebenwirkungen gerichtet sein. Mit der Zahl der Medikamente steigt das Risiko für Nebenwirkungen und Wechselwirkungen (zwischen den Medikamenten).

Eine Behandlung mit Medikamenten oder einem epilepsiechirurgischen Eingriff zielt auf eine Heilung. Eine Anfallsfreiheit kann in den meisten Fällen bei etwa 70-100 % der Patienten erreicht werden. In der Regel wird die Behandlung mit einer medikamentösen Therapie begonnen, meistens auch bei Patienten mit einer fokalen Epilepsie. Das Ziel, die Anfallsfreiheit, sollte so schnell wie möglich, aber spätestens in 6-12 Monaten erreicht werden. Wenn dies nicht gelingt, müssen Diagnose und Medikation überprüft werden. Unter Umständen sind weitere Untersuchungen notwendig, am besten in einem Zentrum mit Spezialisierung auf Epilepsie. In dem Kindesalter zählt jede Woche! Einfaches Zuwarten bringt keine Besserung.

Wenn Medikamente bei fokalen Epilepsien nicht ausreichend wirken, wird die Möglichkeit eines operativen Eingriffs überprüft. Kandidaten dafür finden sich bei etwa 5-10% der Untersuchten. Als ergänzende Therapien werden bei medikamentös nicht zufriedenstellend behandelbaren Epilepsien eine ketogene Diät oder eine Hirnstimulation angeboten, mit sehr unterschiedlichen Therapieerfolgen. Es gibt drei bisher erkannte Stoffwechselstörungen mit Epilepsie, bei denen die ketogene Diät eine sehr gute Wirkung zeigt. Darüber hinaus haben die Eltern aus Eigeninitiative die Möglichkeit, sich auch für nicht wissenschaftlich geprüfte und nicht kontrollierte Methoden zu entscheiden (sogenannte Glaubenstherapien: Homöopathie, Bachblütentherapie u.a., siehe S. 110ff).

Jede medikamentöse Therapie kann auch Nebenwirkungen verursachen (siehe unten). Leider ist es noch nicht möglich, die Verträglichkeit eines Medikamentes bei Patienten vorauszusagen. Wir wissen, dass die Verträglichkeit bei Menschen genetisch bedingt unterschiedlich ausgeprägt ist. Andere von der Person abhängige Faktoren sind das Alter und das Körpergewicht. Bei einer hohen Dosis und bei einer Kombinationsbehandlung mit mehreren Medikamenten steigt das Nebenwirkungsrisiko. Bei akuten Erkrankungen oder bei zusätzlich notwendiger Einnahme anderer Medikamente (z.B. Antibiotika) können durch Wechselwirkungen die Blutwerte der Medikamente gegen Epilepsie vorübergehend zu hoch ansteigen und Nebenwirkungen verursachen. Auch die ketogene Diät und die Stimulationstherapien sind nicht frei von Nebenwirkungen. Unkontrollierte Heilmittel verursachen ebenfalls unerwünschte Wirkungen (siehe S. 110ff). Diese sind meistens nicht vorauszusehen, da bei diesen Heilmitteln oft weder der Inhalt noch die Menge des (nicht) genannten Wirkstoffs deklariert sind. Auch Unreinheiten (z.B. Schwermetalle) in diesen Mitteln können unerwünschte Wirkungen hervorrufen. Eventuell hat der behandelnde Arzt keine Information über die Einnahme eines Heilmittels. Das kann dazu führen, dass die Medikamente gegen Epilepsie fälschlicherweise für die Ursache der Nebenwirkungen gehalten werden.

7.2   Durchführung der medikamentösen Therapie

Die Wahl des antikonvulsiven Medikamentes hängt von der Art der Epilepsie und von den bekannten Eigenschaften der Medikamente ab. Einige Medikamente haben ein breites Wirkungsspektrum und sind wirksam sowohl bei fokalen als auch bei generalisierten Anfällen (z.B. Levetiracetam und Valproinsäure), andere wirken nur bei fokalen Anfällen (z.B. Carbamazepin) oder nur bei generalisierten Anfällen (z.B. Ethosuximid). Bei der Wahl eines Medikamentes werden Vor- und Nachteile gegeneinander abgewogen. Das ausgewählte Medikament wird schrittweise aufdosiert. Ziel ist volle Wirksamkeit. Dabei muss der Blutwert des Medikamentes mindestens im unteren Referenzbereich (im „therapeutischen Wirkbereich") liegen. Bei zu niedriger Dosierung bleibt der Blutwert in einem zu tiefen Bereich. Damit sind die Anfälle nicht unter Kontrolle zu bringen. Es ist zu berücksichtigen, dass jüngere Kinder über einen schnelleren Stoffwechsel verfügen und Medikamente schneller als Erwachsene abbauen. Dies bedeutet, dass sie eine etwas höhere Dosis im Verhältnis zum Körpergewicht benötigen als Erwachsene.

Nicht selten zeigt das erste Medikament, auch in ausreichender Dosierung, die erwünschte Wirkung nicht, oder es treten Nebenwirkungen auf. In dieser Situation ist ein Wechsel des Medikamentes angezeigt. Einige Epilepsien kommen erst mit zwei Medikamenten unter Kontrolle. In Ausnahmefällen, bei schwer behandelbaren Epilepsien, braucht man Kombinationen von 2-3 Medikamenten. Wenn die Epilepsie mit täglich mehreren Anfällen beginnt, wird für die Einstellung oder Umstellung der Medikamente eine kurzfristige stationäre Behandlung empfohlen. In solchen Fällen muss die Therapie sofort mit einem unmittelbar wirksamen Medikament beginnen, z.B. mit einem Benzodiazepin. Parallel wird schrittweise die Langzeittherapie aufgebaut. Nach dem Erreichen des Wirksamkeitbereichs kann das Übergangsmedikament dann abgesetzt werden.

Zur Kontrolle der medikamentösen Therapie werden zu Beginn der Behandlung häufigere Messungen des Blutwertes durchgeführt, bis die richtige Dosis gefunden ist und die Blutwerte sich stabilisiert haben. Die notwendige Blutentnahme sollte idealerweise am Morgen vor der Einnahme der Tabletten stattfinden. Da dies oft nicht möglich ist, kann die Blutabnahme auch später und immer zur gleichen Tageszeit erfolgen. Bei Nebenwirkungen oder unerwarteten Anfällen sollten weitere Kontrollen angesetzt werden. Wenn die Blutwerte bei mehreren Kontrollen auffällig unterschiedlich ausfallen, liegt die Vermutung nahe, dass die Tabletten unregelmäßig eingenommen worden sind. Dies sollte mit den Eltern zusammen mit dem Kind (bzw. der/dem Jugendlichen) besprochen werden. Auch immer vor und nach einer Änderung der Dosierung oder des Medikamentes müssen die Serumspiegel des Medikamentes gemessen werden. Dies gilt auch beim Wechsel auf ein sogenanntes Generikum. Wenn eine Anfallsfreiheit erreicht worden ist, wird nicht empfohlen, das Medikament zu einem Generikum zu wechseln, da wegen eventueller Unterschiede des Generikums ein Risiko für erneute Anfälle oder Nebenwirkungen besteht.

EMPFEHLUNG FÜR KONTROLLEN DER SERUMKONZENTRATIONEN DER MEDIKAMENTE

1. In der Phase der Neueinstellung
2. Messung der Blutwerte, wenn das Therapieziel erreicht worden ist, damit man für spätere Zeiten einen Vergleichswert hat
3. Bei Verdacht auf Nebenwirkungen
4. Bei Verdacht auf Unregelmäßigkeiten der Tabletteneinnahme und Auftreten von Anfällen
5. Bei Verdacht auf einen veränderten Stoffwechsel, wie bei akuten Krankheiten, bei Wechselwirkungen mit anderen Medikamenten u.a.

7.3   Nebenwirkungen antikonvulsiver Medikamente

Wirksame Medikamente zeigen auch unerwünschte Wirkungen. Der behandelnde Arzt kennt diese Nebenwirkungen und informiert die Eltern und Kinder/Jugendliche darüber. Das Risiko von Nebenwirkungen ist von Patient zu Patient und von Medikament zu Medikament unterschiedlich. Meistens beschränken sich unerwünschte Wirkungen auf eine nur zu Beginn der Behandlung auftretende vorübergehende Müdigkeit. Durch eine langsame Steigerung der Dosis können solche Anfangsprobleme minimiert oder ganz vermieden werden. In enger Zusammenarbeit mit den Eltern können Nebenwirkungen rechtzeitig erkannt werden. Durch eine Herabsetzung der Dosis oder durch einen Wechsel auf ein anderes Medikament lassen sich diese Probleme im allgemein lösen. Angestrebt wird eine Langzeitbehandlung ohne unerwünschte Nebenwirkungen. In keinem Fall sind dauerhafte Nebenwirkungen zu tolerieren. Wenn Verdacht auf Nebenwirkungen besteht, muss rasch Kontakt mit dem behandelnden Arzt aufgenommen werden.

Jedes Medikament hat seine eigenen, typischen unerwünschten Wirkungen. Diese können in vier Gruppen eingeteilt werden:

ARTEN DER NEBENWIRKUNGEN	
Unspezifische Nebenwirkungen zu Beginn der Therapie	Müdigkeit, leichte Beeinträchtigung des Allgemeinbefindens
Dosisabhängige Nebenwirkungen bei einer zu hohen Dosis	Doppelbilder, Schwindel, Übelkeit und Erbrechen, Gangunsicherheit, Müdigkeit
Idiosynkratische Nebenwirkungen durch Überempfindlichkeit, meistens unabhängig von der Dosis	Auftreten in den ersten Behandlungswochen oder auch erst nach Monaten: Hautausschlag, Funktionsstörungen der Leber, des blutbildenden Systems oder anderer Organe
Andere unerwünschte Wirkungen, z.T. dosisabhängig, z.T. dosisunabhängig	Appetitstörung, Gewichtsab- oder zunahme, teilweiser Haarausfall, reduziertes Schwitzen, Wachstumsstörung, Nierensteine, Verhaltensstörungen, Aggressivität, psychische und kognitive Störungen, Sprachstörung, verminderter Natrium-Gehalt im Blut, hormonelle Störungen, Anfallsprovokation

HÄUFIG BENUTZTE MEDIKAMENTE GEGEN EPILEPSIE UND DEREN HÄUFIGSTE NEBENWIRKUNGEN

Carbamazepin/ Oxcarbazepin	Hautausschlag, Hyponatriämie, Osteoporose, Blutveränderungen
Ethosuximid	Übelkeit, Hautausschlag, Müdigkeit
Lamotrigin	Hautausschlag, Müdigkeit
Levetiracetam	Müdigkeit, psychische Störungen, Verhaltensstörungen
Rufinamid	Übelkeit, Verhaltensstörungen
Stiripentol	Appetitstörung, Müdigkeit, Koordinationsstörung
Topiramat	Sprachstörung, Müdigkeit, Appetitverlust, Gewichtsverlust, Nierensteine
Valproat	Gewichtszunahme, Leberkomplikation, Trombozytopenie (Abnahme der Trombozyten mit einer Blutgerinnungsstörung), Teratogenizität (Auftreten von Fehlbildungen des Embryos oder des Fötus während der Schwangerschaft)
Zonisamid	Müdigkeit, psychische Verlangsamung, Appetitverlust, Gewichtsverlust, Nierensteine

SELTENER BENUTZTE MEDIKAMENTE GEGEN EPILEPSIE UND DEREN HÄUFIGSTE NEBENWIRKUNGEN

Bromid	Müdigkeit, Appetitstörung, akneartige Hautveränderungen
Eslicarbazepin	Müdigkeit, Hyponatriämie, Hautausschlag
Felbamat	Müdigkeit, Gewichtsverlust, schwere Blutveränderungen, Leberversagen
Gabapentin	Müdigkeit, Gewichtszunahme
Lacosamid	Übelkeit, Müdigkeit
Perampanel	Müdigkeit, Verhaltensstörungen, psychische Veränderungen
Phenobarbital	Müdigkeit, psychische Verlangsamung, Hautausschlag, Osteoporose, Blutbildveränderungen
Phenytoin	Müdigkeit, Zahnfleischwucherung, Osteoporose, Hirsutismus (vermehrte Behaarung)
Pregabalin	Müdigkeit, Gewichtszunahme
Retigabin	Urinhaltung, Müdigkeit, Veränderungen der Haut und der Netzhaut
Vigabatrin	psychische Veränderungen, dauerhafte Einengung des Gesichtsfeldes

7.4 Einnahme der Medikamente

Die regelmäßige Einnahme der Medikamente gegen Epilepsie ist erste Voraussetzung für eine stabile Therapie. Das Medikament wird am Behandlungsbeginn meistens zunächst in niedriger Dosis verabreicht, um Nebenwirkungen wie Müdigkeit oder Unwohlsein zu vermeiden. Die Anfangsdosis hängt vom Alter und der Größe des Patienten und von den Eigenschaften des Medikamentes ab. Deswegen werden die Dosis und die Dosissteigerungen individuell gehandhabt. Die Dosis wird schrittweise erhöht, bis ein wirksamer Blutwert erreicht ist. Meistens werden die Medikamente in zwei Tagesdosen zu bestimmten Zeiten, morgens und abends, eingenommen. Das klingt ganz einfach: Alle Familienmitglieder frühstücken zusammen – dann wird die erste Dosis eingenommen; und am Abend, wenn alle sich wieder zum Abendbrot einfinden, ist die zweite Dosis fällig. Aber wie geht es am Wochenende? Oder während eines Besuchs anderenorts mit Übernachtungen? Im Frühjahr steht eine Klassenreise bevor – „Kann meine Tochter mitfahren?" In den Ferien ist die ganze Familie zusammen unterwegs. „Sollen wir jeden Morgen um 7.00 Uhr aufstehen, nur wegen des Medikamentes?" Oder die Reisezeit steht bevor: „Für die langen Ferien liegt von meiner Tante schon eine Einladung nach Brasilien vor. Müssen wir jetzt die Reise absagen?" Diese Fragen zeigen schon, dass die Medikamenteneinnahme gut durchgedacht und an verschiedene Situationen angepasst werden muss. Diese Fragen müssen mit dem behandelnden Arzt besprochen werden. Ein Einnahmefehler in den Ferien in einem fremden Land mit Wiederauftreten von Anfällen erlaubt sicher keine Erholung.

Wie schaffen es die Eltern, die strenge Kontrolle der Tabletteneinnahme des Kindes oder der/des Jugendlichen zu überwachen?

Eltern fällt es oft schwer zu akzeptieren, dass ihr eigenes Kind nicht nur für einige Tage lang, sondern längerfristig auf Medikamente eingestellt ist. Enttäuschung und Wut auf die Epilepsie können die Therapiebereitschaft bei Eltern und Kind bremsen. Die Zusage zu einer Therapie beinhaltet auch ein Akzeptieren der Tatsachen, auch wenn ein innerer Widerstand spürbar bleibt. Die Situation ist schwierig: Auf der einen Seite die Angst vor ungünstigen oder sogar gefährlichen Nebenwirkungen der Medikamente, auf der anderen Seite die Anfälle, unter denen ihr Kind leidet. Zum Wohl des Kindes muss die Entscheidung frühzeitig gefällt werden. Unsicherheit, Angst und viele offene Fragen können auf später verschoben werden. Es ist wichtig, dass die Eltern die Verantwortung für die Therapie übernehmen.

Was sagt das Kind? Was fragt die/der Jugendliche?

Der Betroffene muss wissen, worum es geht. Für das Kind, den Jugendlichen/ die Jugendliche ist es oft nicht einfach, die Erkrankung zu verstehen und sie als

Schicksal zu akzeptieren. Betroffene brauchen Faktenwissen und einfache Erklärungen. Positive Informationen sind wichtig: Ziel ist die Anfallsfreiheit. Wenn dies erreicht ist, entfallen die meisten anfänglichen Einschränkungen. Für Jugendliche ist wichtig, dass man bei Anfallsfreiheit unter medikamentöser Therapie auch eine Fahrerlaubnis für ein Mofa oder ein Auto bekommen kann. Auffällige Ängstlichkeit der Eltern den Medikamenten gegenüber kann sich auf das Kind übertragen. Der so geweckte Widerstand des Kindes oder der/des Jugendlichen gegen die Medikamenteneinnahme erschwert die Behandlung. In einer solchen Atmosphäre sind Streitgespräche über die Tabletten unvermeidbar, aber nicht fruchtbar.

Medikamente gibt es in verschiedenen Formen
Es gibt Tropfen, Saft und Tabletten (für Notfälle auch Spray und Rektiolen). Babys brauchen oft flüssige Medikamente, aber schon Kleinkinder können Tabletten einnehmen. Generell sind Tabletten zu empfehlen, da die Dosierung genauer und einfacher ist als mit flüssigen Medikamenten.

Einnahmezeiten festlegen
Es empfiehlt sich, solche Zeitpunkte zu wählen, die mit dem alltäglichen Lebensrhythmus übereinstimmen, zum Beispiel Frühstück und Abendbrot. Am sichersten ist es, die Tabletten zu Beginn der Mahlzeit zu nehmen. Nach dem Essen richtet sich die Aufmerksamkeit bereits auf die nächsten Aktivitäten – die Medikamenteneinnahme wird vergessen. Am Wochenende und in den Ferien steht man später auf. Der behandelnde Arzt kann beraten, in welchem Zeitrahmen am Morgen die Tabletteneinnahme stattfinden soll. Dasselbe gilt für die abendliche Medikamenteneinnahme. Eine Erinnerung mit dem Mobiltelefon kann hilfreich sein, besonders während Besuche, Reisen und in den Ferien.

Wer ist zuständig für die Kontrolle der Tabletteneinnahme?
Es gibt eine passive und eine aktive Kontrollmöglichkeit: Die passive Kontrolle besteht aus einer Tablettenkassette oder Dosette für jeden Wochentag. Dorthin kommt die Dosis getrennt für Morgen und Abend, bei Bedarf auch für Mittag. Morgens und abends liegt die Tagesschachtel auf dem Esstisch. Bei Unsicherheit, ob die Tabletten eingenommen sind, gibt die Schachtel Auskunft: Entweder ist das entsprechende Fach leer – oder die Tabletten sind noch dort! In der ersten Zeit liegt die Kontrolle bei den Eltern. Wann Kinder oder Jugendliche die Kontrolle selbst übernehmen können, ist individuell zu entscheiden und abhängig von der inneren Dynamik der Familie. Wenn ein Kind „verkehrstüchtig" geworden und im Verkehr allein mit dem Fahrrad unterwegs ist, kann es vielleicht auch die Verantwortung für die Medikamenteneinnahme übernehmen. Generell sollte diese Frage innerhalb der Familie geregelt werden.

Die Tabletten sollten auch immer dort sein, wo sich das Kind befindet, sei's im Kindergarten, sei's in der Schule. Vorsichtshalber sollte eine Tagesdosis im Schulranzen oder im Rucksack „mitlaufen" für den Fall, dass die Tabletten zu Hause vergessen wurden. Mit einem Telefonanruf ist dann die Situation zu retten. Dasselbe gilt auch für ein Notfallmedikament, über dessen Anwendung Lehrerinnen und Erzieherinnen auch unterrichtet sein müssen. Die aktuellen Medikamente und das Notfallmedikament müssen bei Besuchen und Übernachtungen bei Verwandten oder Freunden sowie bei den Außenaktivitäten mitgeführt werden und immer greifbar sein.

Was macht man, wenn eine Dosis vergessen wurde?

Dies passiert irgendwann einmal in jeder Familie. Dann sollte man nicht einen Streit beginnen und nach dem Schuldigen suchen. Man kann nachher in Ruhe überlegen, wie das Vergessen möglich war und wie man dies in der Zukunft vermeiden kann. Wichtiger ist es, dem Kind oder der/dem Jugendlichen sofort die verpasste Dosis zu verabreichen. Danach ist zu überlegen, wann die letzte Dosis eingenommen wurde und wann die nächste Dosis fällig sein wird. Wenn nur eine Dosis ausgefallen ist und der Abstand zur nächsten Dosis nur 2-3 Stunden oder kürzer wäre, sollte man den behandelnden Arzt fragen, ob die nächste Dosis zu verändern ist und wann sie gegeben werden kann. Es ist nicht zu empfehlen, einfach die vergessene Dosis ausfallen zu lassen. Wenn die Therapielücke über 12 Stunden gedauert hat, besteht ein hohes Risiko für Anfälle. In der Situation muss sofort eine Dosis eingenommen werden und anschließend der Arzt konsultiert werden, wie ein Schutz gegen Anfälle wieder aufgebaut wird. Erhöhte Sicherheitsmaßnahmen sollten mindestens 24 Stunden, oder länger abhängig von der Dauer der Medikamentenlücke, eingehalten werden, bis ein wirksamer Blutspiegel wieder erreicht ist.

Notfallmedikament

Ein Notfallmedikament sollte die/der Betroffene stets bei sich führen, besonders zu Beginn der Therapie, wenn noch keine Anfallsfreiheit erreicht ist und mit weiteren Anfällen gerechnet werden muss. In der Regel werden sich die Eltern darum kümmern. Wenn das Kind oder die/der Jugendliche allein unterwegs ist, muss eine Begleitperson (wie auch Lehrer, Therapeuten, Gruppenleiter bei Hobbys, Großeltern u.a.) über das Notfallmedikament und über die Art der Verabreichung informiert sein. Es ist zu empfehlen, dass der Patient einen **Epilepsie-Ausweis** bei sich trägt: darin sind vermerkt die Adressen und Telefonnummern der Eltern und des behandelnden Arztes sowie die laufende Medikation und das Notfallmedikament.

Ferienreise

Eine gute Vorbereitung der Ferienreise garantiert Ruhe und Erholung für die ganze Familie. Das Kind braucht einen Vorrat der regulären Medikamente und des Notfallmedikamentes. Für den Fall, dass sich die Rückreise aus irgendwelchen Gründen verspätet, sollten genügend Reservemedikamente mitgenommen werden, mindestens für 1 Woche. **Die Medikamente gehören nicht in den Reisekoffer, sondern ins Handgepäck.** Bei Auslandsreisen ist zu empfehlen, ein ärztliches Zeugnis mitzunehmen, in welchem alle Medikamente und deren Dosierungen benannt werden. Bei Überschreitung der Zeitzonen und Verschiebung der Zeit um mehr als 5 Stunden müssen die Dosierungen vom Arzt entsprechend angepasst werden. Am Urlaubsort sollten die Medikamente wie zu Hause, morgens und abends, eingenommen werden. Mit dem Arzt kann man diskutieren, ob und wie die Einnahmezeit in den Ferien angepasst werden kann, wenn später als zu Hause gefrühstückt und zu Abend gegessen wird.

7.5 Epilepsiechirurgie als Therapie

Ein chirurgischer Eingriff ist nur bei fokalen Epilepsien zu diskutieren. Wenn schon die ersten Abklärungen auf einen fokalen Charakter der Anfälle hinweisen, sollte man in der weiteren Planung an die Möglichkeit einer epilepsiechirurgischen Maßnahme denken.

Normalerweise werden jedoch zunächst Medikamente gegen Epilepsie eingesetzt. Erreicht man eine Anfallsfreiheit durch Medikamente und ohne Nebenwirkungen, kann man abwarten, ob es sich um einen dauerhaften Erfolg handelt. Wenn medikamentöse Therapien mit zwei antikonvulsiven Medikamenten in ausgereizter Dosis versagen, ist eine präoperative Abklärung in einem für Epilepsiechirurgie bei Kindern und Jugendlichen zertifizierten Zentrum einzuleiten. Ziel dieser Untersuchungen ist es, den Ursprung der epileptiformen Entladungen im Gehirn zu lokalisieren. Dazu dienen Langzeit-EEG-Untersuchungen mit Anfallsregistrierungen und MRT-Schichtbilduntersuchungen mit speziellen Einstellungen. Komplette neuropsychologische Tests werden vor und nach einer Operation durchgeführt. Speziell zu prüfen sind solche Hirnleistungen, die in dem vermuteten Anfallsherd oder in dessen Nähe repräsentiert sind. Regionen mit wichtigen Hirnfunktionen (z.B. Sprache) sind zu schonen. Zur Vorbereitung gehört auch Klärung der psychologischen und psycho-sozialen Angelegenheiten. Diese Untersuchungen und die Analysen der Epilepsie nehmen meist einige Monate (mit Wartezeiten) in Anspruch. Solche Operationen müssen äußerst genau geplant und exakt durchgeführt werden. Mit laufend verbesserter Technologie sowohl im Bereich der Diagnostik als auch im Operationssaal steigen Genauigkeit und Sicherheit der Operationen. So werden die Operationsergebnisse immer besser. Ziel einer epilepsiechirurgischen Operation ist Anfallsfreiheit ohne neurologische Ausfälle oder Funktionsstörungen.

Bei der Entscheidung über einen operativen Eingriff spielt auch das Alter des Patienten eine wichtige Rolle: je jünger das Kind ist, desto früher sollte bei Versagen der medikamentösen Behandlung geklärt werden, ob eine Operation in Frage kommt. Untersuchungen haben gezeigt, dass die kognitive, geistige und körperliche Entwicklung bei Kindern am besten nachgeholt wird, je kürzer die akute Krankheit mit nicht kontrollierbaren Anfällen schon gedauert hat. Anderenfalls wird das Kind durch weitere Anfälle wegen unwirksamer Medikamente seiner zukünftigen Chancen für eine erfolgreiche Schul- und Berufskarriere und für ein normales psycho-soziales Leben beraubt.

Die Epilepsiechirurgie hat auch Nachteile. So bedeutet die Vorbereitung für eine Operation eine enorme psychische Belastung nicht nur für das Kind oder für die Jugendliche/den Jugendlichen, sondern für die ganze Familie. Wenn dann feststeht, dass der Weg zur Operation frei ist, müssen die Eltern zustimmen und damit für ihr Kind die volle Verantwortung für ihre Entscheidung übernehmen. Eine solche Entscheidung zu treffen, fällt allen Eltern schwer: geht es doch um die Zukunft ihres Kindes. Ängste und Bedenken vor einer so wichtigen Entscheidung sind unvermeidbar, und darüber sollte man sprechen. Einige Eltern finden es hilfreich, wenn sie eine Möglichkeit haben, mit anderen Eltern zu sprechen, die dieselbe Situation schon erfahren haben. Es ist wichtig, dass beide Elternteile an den Vorgesprächen teilnehmen und gemeinsam hinter der Entscheidung stehen. Jugendliche können schon für sich sprechen, während jüngere Kinder mit einer Entscheidungsbildung überfordert sind. Alle Beteiligten brauchen in Folge dessen auch eine psychologische Vorbereitung, die ihnen in dem Zentrum angeboten wird.

Vor einem chirurgischen Eingriff am Gehirn wird auch ausführlich über das Ergebnis und die Aussicht gesprochen. Das Ergebnis der Operation hängt von vielen Faktoren ab. Die Art und die Lokalisation der Läsion sowie das Ausmaß des Eingriffs spielen dabei eine wichtige Rolle. So richtet sich vor jeder Operation das Gespräch über die Aussicht nach den Gegebenheiten der Situation. In der Regel muss die medikamentöse Therapie aber fortgesetzt werden. Bei gutem Verlauf kann eventuell später die Dosis reduziert oder bei einer Kombinationstherapie eines der Medikamente abgesetzt werden.

7.6   Andere Behandlungsmöglichkeiten

Trotz der verbesserten Diagnostik und der Weiterentwicklung der medikamentösen und chirurgischen Therapien bleibt eine Gruppe schwer behandelbarer Epilepsien übrig. Dies ist immer noch ein großes Problem. Auf der Suche nach weiteren Methoden wuchs das Interesse an zwei schon bekannten Behandlungen, die bisher nicht als sehr erfolgreich eingeschätzt wurden: die ketogene Diät und die elektrische Stimulation des Gehirns. In den letzten Jahrzehnten wurden diese zunächst überraschend klingenden Methoden neu überprüft. Mit Hilfe kontrollierter Untersuchungen wurde die Diättherapie normiert. Die elektrische und magnetische Stimulation des Gehirns gehören zum operativen Bereich. Die beiden Methoden, direkte elektrische Stimulation und magnetische Stimulation des Gehirns, befinden sich teilweise noch in der Entwicklungsphase, während die indirekte elektrische Stimulation, Stimulation des Nervus vagus, gut etabliert ist.

7.6.1   Klassische ketogene Diät

Die ketogene Diät wurde gegen Ende des letzten Jahrhunderts als ergänzende Möglichkeit für die Epilepsiebehandlung aufgefrischt. Mehrere Jahrzehnte zuvor lag eine Beobachtung, dass in der Fastenzeit bei einigen Epilepsiekranken Anfälle seltener auftraten. Man vermutete, dass die durch das Fasten entstandene Stoffwechsellage „Ketose" Ursache der Anfallsreduktion sein könnte. So wurde in Nachahmung des Fastens, zur „Säuerung des Stoffwechsels", eine spezielle, sehr fetthaltige Diät mit wenig Eiweiß und Kohlenhydraten entwickelt, die sogenannte ketogene Diät. Später kamen weitere ähnliche kontrollierte oder unkontrollierte „ketogene Diäten" auf den Markt, z.B. „modifizierte Atkins-Diät". Für die Epilepsiebehandlung wird die „klassische ketogene Diät" empfohlen.

Diese Therapie wird meistens in Ergänzung einer medikamentösen Behandlung eingesetzt, wenn noch mit den Medikamenten keine Anfallsfreiheit zu erzielen ist. Manche Eltern schöpfen aus dieser Möglichkeit große Hoffnungen, auch in dem Sinne, dass die Diät „etwas Natürliches" darstelle. Ganz unproblematisch ist die ketogene Diät jedoch nicht: Die Bestandteile der Diät werden auf das Gramm genau für jede Mahlzeit festgelegt, angepasst an das Alter und Körpergewicht des Kindes. Neben der Diät darf fast nichts anderes gegessen oder getrunken werden, anderenfalls gleicht der Stoffwechsel die Ketose aus und damit die Schutzwirkung gegen Anfälle. Sie ist keineswegs frei von Nebenwirkungen (siehe unten). Das absolute Durchhalten verlangt Zustimmung und Verständnis nicht nur der ganzen

Familie, sondern auch aller anderen, die mit dem Kind oder der/dem Jugendlichen Kontakt haben (Großeltern, Nachbaren, Lehrer u.a.).

Internationale Standards wurden zur Indikation und Durchführung der ketogenen Diät entwickelt. Die/der Anfallskranke sollte vor der Einstellung mit mindestens zwei für die betreffende Epilepsie wirksamen Medikamenten in einer nachweislich wirksamen Dosis behandelt worden sein, jedoch ohne die erwartete Wirkung auf Anfälle, bevor eine ketogene Diät empfohlen wird. Einige Epilepsie-Syndrome (Dravet-Syndrom, tuberöse Sklerose-Komplex, Lennox-Gastaut-Syndrom) scheinen auf die ketogene Diät günstig zu reagieren, während Epilepsien mit fokalen Anfällen wenig beeinflusst werden.

Vor Beginn der Diät müssen umfangreiche Laboruntersuchungen durchgeführt werden. Meistens wird die Therapie, also die Umstellung auf die ketogene Kost, mit Anweisungen zur Zubereitung der Mahlzeiten unter einem 3-4-tägigen stationären Aufenthalt begonnen. Dafür bedarf es einer/eines Diätassistentin. Diese/dieser wird als Kontaktperson dann auch im weiteren Verlauf bei neu entstehenden Fragen und Problemen behilflich sein. Die Diät besteht überwiegend aus Fetten. Das gewöhnliche Verhältnis der langkettigen Fette zu Eiweiß und Kohlenhydrate liegt bei 3:1 oder 4:1. Gelegentlich wird eine Variante mit mittellangkettigen Triglyceriden gewählt. Urinproben dienen der Ketose-Kontrolle und bestätigen die Säuerung des Urins. Alle Vitamine, Kalzium und Spurenelemente müssen dauerhaft zusätzlich gegeben werden, um Mangelzustände zu vermeiden.

Bekannte Nebenwirkungen sind Müdigkeit, Hypoglykämie (Unterzuckerung), Übelkeit, Erbrechen, Verstopfung, Durchfall, Wasserverlust, Gewichtsverlust und Nierensteine. Gelegentlich kann sich das Wachstum verlangsamen. Langzeitwirkungen (z.B. auf das Herz oder auf Blutgefäße, erhöhte Fettwerte im Blut, Vitaminmangel) sind bis jetzt leider wenig untersucht.

Nach der Einstellung auf die Diät müssen das Gewicht und die Körpergröße regelmäßig kontrolliert werden. Vor dem Beginn der Einstellung müssen komplette Blutwerte, Elektrolyte, Bikarbonat, Kreatinin, Glukose (Blutzucker), Blutfette und Leberwerte gemessen werden. Auch eine Urinanalyse gehört dazu. Laborkontrollen sollten regelmäßig alle 3 Monate wiederholt werden. Dabei sollte auch der Vitamin D-Spiegel bestimmt werden. Reduktion der Anfälle oder Anfallsfreiheit (in einigen Fällen möglich) wird nach etwa 4-12 Wochen erreicht. Wenn nach einer guten Wirkung plötzlich wieder Anfälle auftreten, soll überprüft werden, ob ein Diätfehler oder etwas anderes die Ursache sein könnte. Gelegentlich klingt sich eine anfängliche Besserung wieder ab. Bei akut auftretenden Krankheiten muss sofort der behandelnde Arzt konsultiert werden.

7.6.2 Elektrische und magnetische Stimulation des Gehirns

In den letzten 15 Jahren wurde intensiv an der Technologie einer extra- und intrakraniellen Stimulation des Gehirns gearbeitet. Eine gut etablierte Methode ist die indirekte Stimulation des Gehirns durch den Nervus vagus. Darüber hinaus laufen Untersuchungen zu einer direkten intrakraniellen Stimulation bei fokalen Epilepsien. Durch lange, sehr dünne Elektroden werden Impulse z.B. in bestimmte Kerngebiete im Hirnstamm geleitet. Die bisherigen Ergebnisse sind, soweit beurteilbar, positiv. Nebenwirkungen wurden bei dieser Methode bis jetzt nicht berichtet. Doch die Technologie muss noch verfeinert und stabilisiert werden. Es gibt auch einige Versuche zur Stimulation des Gehirns mit magnetischen Impulsen. Diese Methode, wie die vorherige, befindet sich noch in Entwicklung. Dagegen ist die Stimulation des Nervus vagus gut etabliert worden.

7.6.3 Stimulation des Nervus vagus

Bei einigen schwer therapierbaren Epilepsien kann die von außen durchgeführte elektrische Reizung des Gehirns durch den Nervus vagus hilfreich sein. Operativ wird ein Stimulator unterhalb des linken Schlüsselbeins eingesetzt. Dünne Leitungen führen zu Elektroden, die am Hals unter der Haut um den Vagusnerven herumgeschlungen werden. Die Operation wird in Narkose durchgeführt. Die Kinder werden nach der Operation ein bis zwei Nächte im Krankenhaus überwacht. Für die ersten Wochen wird bis zur Wundheilung eine ganz schwache Stimulationsstufe gewählt. Die Stimulation liegt dann noch nicht im therapeutischen Bereich. Später werden die Stärke und die Dichte der Reizung schrittweise erhöht. Die Einstellungen und deren Veränderungen werden magnetisch mit einem computergesteuerten Gerät schmerzlos durch die Haut durchgeführt. Mit einem zusätzlichen Magneten, der dem Patienten mitgegeben wird, kann das epilepsiekranke Kind bzw. die/der Jugendliche selbst oder eine andere Person eine zusätzliche Reizung setzen, um einen Anfall oder eine Anfallsserie zu stoppen. In einer solchen Situation selbst aktiv eingreifen zu können, schätzen die Eltern sehr.

Die Reizung des Nervus vagus wird bei fokalen Anfällen empfohlen. Positive Wirkungen sind auch bei einigen Syndromen (z.B. bei Dravet-Syndrom oder Lennox-Gastaut-Syndrom) erzielt worden. Die medikamentöse Behandlung läuft auch während der Reizung unverändert weiter. Eine Kombination mit ketogener Diät ist möglich.

Nach bisheriger Erfahrung mit dieser Methode ist bei etwa 30-40 % der Patienten mit einer Reduktion der Anfallshäufigkeit um 50 % oder sogar etwa mehr zu erwarten. Die positive Wirkung kann in den ersten 2 Jahren noch zunehmen. Völlige Anfallsfreiheit wird sehr selten erreicht. Auch die Lebensqualität, Kommunikation Stimmung, Selbstzufriedenheit und die soziale Kompetenz werden mit dieser Behandlung günstig beeinflusst. Nebenwirkungen, wie Heiserkeit oder Husten sind selten. Gelegentlich haben einige Kinder während der Stimulation Schwierigkeiten beim Schlucken.

7.6.4 Verhaltenskontrolle als Therapie

Zur Therapie gehört auch eine Verhaltenskontrolle. Es wurde schon erwähnt, dass jeder Mensch in einer extremen Ausnahmesituation einen sogenannten Gelegenheitsanfall erleiden kann (siehe: Provozierte und Gelegenheitsanfälle, S.21f). Um Komplikationen zu vermeiden, sollten nach der medikamentösen Einstellung solche Situationen vermieden werden. Bei allen Epilepsiearten sollten die Schlafzeiten regelmäßig eingehalten werden. Beginnen oder Enden der Reise in der Nacht sollte vermieden werden.

Bei den Reflex-Epilepsien bedeutet eine Verhaltenskontrolle den ersten therapeutischen Schritt, schon vor der medikamentösen Einstellung. Wenn bekannte Reize immer vermieden werden könnten, wäre eine medikamentöse Einstellung eventuell nicht notwendig. Meistens ist es leider nicht möglich, auf Medikamente zu verzichten, da zum Beispiel Lichtreize überall plötzlich auftreten können. Bei der Lichtempfindlichkeit sind in der Regel auch verdunkelte Brillen notwendig. Bei den temperaturabhängigen reflektorischen Anfällen kann man die Temperatur beim Baden gut kontrollieren. Individuelle Regelungen sind bei reflektorisch ausgelösten Anfällen notwendig.

7.6.5 Nicht-medizinisch begründete komplementäre Angebote

Epilepsie ist eine Krankheit, deren Behandlung auf wissenschaftlichen Begründungen fußt. Nicht immer haben Eltern der Epilepsiepatienten Vertrauen zu Medikamenten, geschweige denn zu einer Operation am Gehirn. Das Vertrauen in schulmedizinische, überprüfte Methoden kann auch dann verloren gehen, wenn eine schwer behandelbare Epilepsie vorliegt und mit den heutigen Möglichkeiten eine Anfallsfreiheit nicht zu erzielen ist. Manche Eltern suchen dann andere Wege außerhalb der Medizin, zumal komplementäre Angebote reichlich vorhanden sind. Eine „Verlockung" liegt im Begriff „Naturheilkunde". Diese suggeriert, dass Substanzen aus der Natur im Gegensatz zur Chemie für das Kind „nur etwas Gutes" seien. Wenn man den Inhalt zahlreicher Tropfen und Pillen genauer überprüft, findet man dann gelegentlich pharmazeutisch wirksame oder auch schädliche Substanzen (wie Alkohol als Lösungsmittel).

Nur wenige westliche Länder verlangen für pflanzliche Heilmittel eine gesetzliche Zulassung, obwohl manche dieser Mittel auch schwere unerwünschte Wirkungen hervorrufen können. Etwa 40 % der Epilepsiekranken konsumieren regelmäßig pflanzliche Heilmittel, meistens ohne dies dem behandelnden Kinderneurologen oder dem Neurologen gegenüber zu erwähnen. Man vermutet, dass in nicht wenigen Fällen durch unbekannte Stoffe weitere Anfälle aufrechterhalten werden. Laboruntersuchungen haben bewiesen, dass einige Heilpflanzen schädlich auf Nerven und das Gehirn wirken und Anfälle auslösen können. Einige Substanzen in Heilpflanzen können bestimmte Nervenrezeptoren blockieren, was zur erhöhten Anfallsbereitschaft führt. Sowohl die Blätter als auch die Samen solcher Pflanzen enthalten das Nervensystem schädigende giftige Stoffe, wie z.B. der Gingko („Gingko biloba"). In manchen pflanzlichen Mitteln wurden sogar Schwermetalle nachgewiesen: Blei, Arsen, Zink, Quecksilber, Aluminium und Zinn, zum Teil in giftig wirkenden Mengen. Man muss leider auch davon ausgehen, dass in einem solchen Mittel Substanzen wie Aspirin oder auch Medikamente gegen Epilepsie (Valproinsäure, Carbamazepin oder Phenobarbital) zugesetzt wurden. Nicht nur die genaue Zusammensetzung pflanzlicher Mittel ist dem Verbraucher unbekannt, sondern auch die Menge, die dazu auch von Mal zu Mal schwanken kann.

Bestimmte pflanzliche Substanzen aktivieren oder hemmen die Wirkung der Enzyme, die Medikamente gegen Epilepsie abbauen. In der Regel muss der Blutspiegel der Medikamente gegen Epilepsie für jeden Patienten individuell sehr genau eingestellt werden. Wenn die Blutwerte ansteigen, treten Nebenwirkungen wie bei einer Überdosierung auf. Diese müssen für den über eine zusätzliche Therapie mit unbekannten Heilmitteln nicht informierten Neurologen rätselhaft bleiben müssen. Sinkende Blutwerte der Medikamente führen unerwartet zu Anfällen.

Ein weiteres Problem stellen direkte Wechselwirkungen zwischen pflanzlichen Stoffen und Medikamenten gegen Epilepsie dar. Pflanzliche Präparate enthalten mehrere unbekannte Komponenten, was das Verstehen möglicher Wechsel-wirkungen praktisch unmöglich macht. Man darf nicht vergessen, dass pflanz-liche Tropfen und Säfte oft Alkohol enthalten (was auf der Packung nicht mitge-teilt wird), der den Stoffwechsel der Medikamente gegen Epilepsie in unüber-schaubarer Weise verändert und dessen Anwendung im Kindesalter außerdem ganz verboten ist.

„The National Center for Complementary and Alternative Medicine (USA)" hat ein Faltblatt publiziert, in dem Eltern davor gewarnt und darüber informiert werden, dass pflanzliche Mittel nicht immer „aus der reinen Natur" sind und durchaus schwere unerwünschte Wirkungen entfalten können. Empfohlen wird ein offenes Gespräch mit dem eigenen Arzt, wenn Eltern Mittel aus dem Bereich der komple-mentären Heilkunde benutzen wollen. Die Verantwortung liegt bei den Eltern und bei dem Hersteller.

BEISPIELE VON HEILMETHODEN AUS DEM BEREICH DER KOMPLEMENTÄREN HEILKUNDE	
Akupunktur	Die Akupunktur spielt in der chinesischen, traditionellen Medizin eine wichtige Rolle. Nach einigen Berichten zeigte eine Akupunktur Therapieerfolge bei schwer therapierbaren Epilepsien. In kontrollierten Untersuchungen ließ sich eine Wirksamkeit dieser Methode auf chronische Epilepsie nicht bestätigen.
Bachblüten-Therapie	Bachblüten-Therapie umfasst 38 Blütenextrakte. Diese The-rapie wird für Menschen und auch für Tiere empfohlen. Spezialisierte Therapeuten bieten auch folgende Behand-lungsmethoden an: Lichtbahnentherapie, Heilmeditation, Klangschalenmassage, Chakra Fußmassage. Kontrollierte Wirksamkeitsnachweise für diese genannten Methoden ste-hen aus.
Farbtherapie	Die Wirkung verschiedener Farben auf den psychischen Zu-stand des Menschen ist schon seit der Antike bekannt. Unter Berufung auf Goethes Farbenlehre wurde im 19. Jahrhundert über heilsame Wirkungen von Farben berichtet. Rudolf Stei-ner und der Neurologe Felix Peiper entwickelten im letzten Jahrhundert eine Farbentherapie. Heilungserfolgen bei Epi-lepsie sind nicht bekannt.

BEISPIELE VON HEILMETHODEN AUS DEM BEREICH DER KOMPLEMENTÄREN HEILKUNDE (Fortsetzung)	
Homöopathie	Die Homöopathie wird seit dem 18. Jahrhundert zur Behandlung und Heilung verschiedener Krankheiten empfohlen. Homöopathische Mittel rufen in normaler Konzentration ähnliche Symptome hervor wie die zu heilende Krankheit. Sie werden deshalb stark verdünnt eingenommen. Nachweis einer Wirksamkeit mit besserer Kontrolle der epileptischen Anfälle fehlt; dagegen gibt es Berichte über eine Anfallshäufung unter einer Behandlung mit homöopathischen Mitteln. Eine Anfallshäufung bedeutet für Kinder und Jugendliche eine Gefährdung ihrer mentalen Entwicklung, besonders wenn es sich um große Anfälle mit Versteifungen und Zuckungen handelt.
Kraniosakrale Therapie	Die kraniosakrale Therapie wurde Anfang des 20. Jahrhunderts auf der Basis der Osteopathie entwickelt. Mit bestimmten Manipulationen am Schädel des Patienten soll das rhythmische Pulsieren der Gehirnflüssigkeit in Bewegung gesetzt werden, wodurch der ganze Körper durch einer belebenden Lungen- und Zellatmung neue Kräfte erhalte. Eine positive Wirkung bei epileptischen Anfällen ist nicht bekannt.
Yoga	Das in der alten indischen Philosophie bekannte Yoga bietet eine Methode zur Meditation und zum körperlichen Training an. Ziel ist es, durch Konzentrationsübungen einen höheren Bewusstseinszustand und eine Stärkung des Selbstbewusstseins zu erreichen. Einen Nachweis der Wirksamkeit auf epileptische Anfälle brachten kontrollierte Untersuchungen jedoch nicht.

7.7 Therapiekontrollen

7.7.1 Medizinische Kontrollen

Unter der medikamentösen Therapie müssen medizinische Kontrollen in der Einstellungsphase häufig, in der stabilen Behandlungsphase in regelmäßigen Abständen von etwa 3-6 Monaten durchgeführt werden, je nach individuellem Bedarf. Als erstes wird sich der Arzt nach dem Befinden des Kindes, der/des Jugendlichen erkundigen: Wie fühlt sie/er sich? Wie ist es mit der Müdigkeit? Sind noch Anfälle aufgetreten? Wie geht es in der Schule? In der Anfangsphase stehen eventuelle Nebenwirkungen und das Erreichen einer wirksamen Therapie im Zentrum. Laborwerte (Blutbild, Gerinnungswerte, Leberwerte, Knochenwerte, Elektrolyte u.a.) sowie der Blutspiegel des Medikamentes sind zu kontrollieren. Oft wird auch eine EEG-Kontrolle vorgenommen. Es ist sehr nützlich, einen Anfallskalender zu führen. Man sieht auf einen Blick, ob sich die Anfallshäufigkeit geändert hat. Bei Kontrolle können auch neu aufgetretene Fragen zur Epilepsie und zu allem damit Zusammenhängenden mit dem Arzt besprochen werden. Es folgt unabdinglich eine körperliche Untersuchung (Größe, Gewicht, eventuelle Hautveränderungen, neurologischer Status u.a.). Bei diesen Kontrollen wird die Dosis des gewählten Medikamentes schrittweise erhöht, bis die Anfälle nicht mehr auftreten.

Wenn die Anfallsfreiheit erreicht ist und das Medikament gut vertragen wird, sind längere zeitliche Abstände der Kontrolluntersuchungen möglich. Da sich die Kinder und Jugendlichen in sehr intensiver und schneller Entwicklung befinden, gibt es bei den Kontrollen immer etwas Neues zu besprechen. Wenn eine Anfallsfreiheit mit einer individuell angepassten Dosierung nicht erreicht wurde oder wenn Nebenwirkungen aufgetreten sind, muss das Medikament gewechselt werden. Der Wechsel erfolgt schrittweise: Die Dosis des alten Medikamentes wird allmählich erniedrigt und schließlich später abgesetzt, während das neue Medikament langsam bis zur Wirksamkeitsgrenze aufdosiert wird. Die endgültige Dosis soll „so hoch wie nötig und so niedrig wie möglich" sein!

Wenn später, nach Erreichen einer stabilen Phase, Nebenwirkungen auftreten, sollten die Eltern sofort den Arzt konsultieren. Oft handelt es sich dann um sogenannte idiosynkratische (allergisch bedingte) Nebenwirkungen wie Hautausschlag, Funktionsstörungen der Leber, des blutbildenden System oder anderer Organe (siehe: Nebenwirkungen antikonvulsiver Medikamente, S. 100f).

Bei der Vagusstimulation werden die Stimulationswerte schrittweise erhöht, bis ein wirksamer Bereich ohne Nebenwirkungen erreicht wird. Bei späteren Kontrollen wird die Funktion des Stimulators überprüft.

Eine ketogene Diät wird vom Arzt zusammen mit der/dem Diätassistentin in kürzeren Abständen kontrolliert. Die Durchführung dieser Diät ist recht vielschichtig, es gibt oft neue Fragen oder überraschende Schwierigkeiten. Häufige medizinische Kontrollen zur Überwachung der Verträglichkeit der Diät und der körperlichen Entwicklung sind vordringlich.

7.7.2   Psychologische und psycho-soziale Kontrollen

Im Vergleich zu gleichaltrigen Personen ohne Epilepsie, haben Kinder und Jugendliche mit Epilepsie ein deutlich höheres Risiko für psychische Störungen, Verhaltensstörungen, Angst und Depression. Angaben über die Häufigkeit neuropsychologischer Probleme, bei etwa 12-30 % der Kinder und Jugendlichen, basieren auf nur wenigen Untersuchungen, da selten systematische Untersuchungen durchgeführt worden sind. Bei den Befragungen geben Kinder und Jugendliche selbst häufiger Hinweise auf Angst und Depression als Eltern und Lehrer. Dies deutet darauf hin, dass typische Symptome oft unbemerkt bleiben. Es wäre wichtig, psychologische Probleme rechtzeitig zu erkennen, die Ursache abzuklären und bei Bedarf eine Therapie einzuleiten.

Typische Symptome sind z.B. Verhaltensveränderung, emotionales Ungleichgewicht mit Reizbarkeit und Stimmungsschwankungen, Traurigkeit, Appetitstörung, Schlafstörung, Energielosigkeit und Inaktivität, Schuldgefühle, Konzentrationsstörungen, Langsamkeit und Denken an Tod oder an Sterben. Kinder und Jugendliche mit einer Entwicklungsretardierung und motorischen und sprachlichen Problemen leiden häufig unter Angst, Schlafstörungen, Lustlosigkeit, Untätigkeit und zeigen eine depressive Stimmung. Wenn eine Epilepsie schwierig behandelbar ist, was bedeutet, dass Anfälle immer wieder auftreten, steigt das Risiko für psychische und neuropsychologische Probleme. Bei Jugendlichen kann die Angst vor Anfällen oder Angst vor Folgen von Anfällen in der Öffentlichkeit eine wichtige Rolle spielen. Angst und Depression können im Zusammenhang mit epileptischen Anfällen vor (als „Aura", d.h. Vorgefühl) oder nach dem Anfall auftreten. Bestimmte Medikamente gegen Epilepsie verursachen gelegentlich psychische Symptome (siehe: Psychische Begleitkrankheiten und Verhaltensstörungen, S. 123f). Die Zahl der notwendigen Medikamente (mehr als 2 Medikamente) bedeutet einen weiteren Risikofaktor für Angst und Depression. Bei der Abklärung der Ursachen sollten auch eventuelle familiäre Belastungen und Probleme ausgeschlossen werden. Epilepsie eines Kindes stellt einen sehr deutlichen Stressfaktor für die ganze Familie dar. Die Bewältigung der Anfälle und die Sorge der Eltern um die weitere Entwicklung ihres Kindes belasten die Eltern. Die Einstellung der Eltern hat einen großen Einfluss auf das Kind oder auf die Jugendliche oder den Jugendlichen: eine ablehnende, depressive und ängstliche Atmosphäre blockiert einen offenen Umgang mit der Krankheit. Als Folge davon steigt das Risiko für psychische Störungen der betroffenen Person. Streitigkeiten zwischen den Eltern werden kaum jemals angesprochen. Eine depressive Mutter bedeutet für das Kind einen besonders hohen Risikofaktor. Die psycho-soziale Entwicklung des Kindes oder der/des Jugendlichen leidet unter einer konfliktreichen Atmosphäre.

Die Akzeptanz der Epilepsie bei Jugendlichen hängt von mehreren Faktoren ab. Wenn die Epilepsie schon in der Kindheit angefangen hat, entsteht bei manchen Jugendlichen ein negatives Selbstbild mit begleitenden Verhaltensproblemen. Eine Stigmatisierung führt häufig zur Depression. Beginnt eine Epilepsie während der Jugend, fordert diese Tatsache sowohl von betroffenen Jugendlichen als auch deren Eltern eine Einstellung auf gegenseitige Abhängigkeit, auf die Krankheit mit Medikamenten und Kontrollen, auf Einschränkungen der Freiheit und zeitweise eventuell auch auf Hobbies der Jugendlichen. Bei einer mangelnden Zusammenarbeit mit offenen Gesprächen zwischen den Eltern und der/dem Jugendlichen kommt es leicht zu Überschreitungen der Grenzen in verschiedenen Bereichen, indem die/der Jugendliche keine Rücksicht mehr auf elterliche Meinungen nimmt. Wut und Enttäuschung richten sich auch auf die Krankheit und auf eine regelmäßige Einnahme der Medikamente oder regelmäßige Schlafzeiten. Das Risiko für „überraschende" Anfälle steigt, wenn ein medikamentöser Schutz ausfällt. Bei Therapiekontrollen sollten Hinweise auf emotionale und psychische Störungen der Kinder oder Jugendlichen wahrgenommen werden.

Eine Kontaktaufnahme mit der Schulpsychologin oder dem Schulpsychologen ist der nächste Schritt. Gemeinsame Gespräche mit den Eltern, den Lehrpersonen und den Schulpsychologen helfen, die Probleme des Kindes zu erkennen und zu definieren. Gibt es in der Klasse Spannungen zwischen den Kindern (Ausgrenzen, Aggressivität, Mobbing)? Wie ist der Leistungsstand, gibt es einen richtigen Leistungsabfall? Wie sind diesbezüglich die Erwartungen der Eltern? Gibt es zu Hause Konkurrenz mit den Geschwistern? Ist die Familie mit anderen Krankheiten, Geldsorgen oder Beziehungskrisen belastet?

In gemeinsamen Gesprächen werden dann Maßnahmen zur Stabilisierung des Kindes oder der/des Jugendlichen geplant. Was kann in der Schule geändert werden? Braucht das Kind oder die/der Jugendliche eine Psychotherapie oder eine andersartige Unterstützung? Was haben die neuropsychologischen Tests über die Leistungsfähigkeit gezeigt? Gibt es Hinweise auf Nebenwirkungen der Medikamente (z.B. eine Verlangsamung)? Möchten die Eltern weiter mit Beratungsgesprächen unterstützt werden?

Manche Eltern haben zunächst gewisse Vorbehalte gegenüber einer psychologischen Beratung, Psychotherapie oder einer andersartigen, z.B. heilpädagogischen Therapie. Sie müssen die Möglichkeit haben, ihre Bedenken in vertraulichen Gesprächen zu äußern und eventuelle Vorurteile vielleicht fallen zu lassen, um eine angemessene Therapie oder andere Unterstützung für das Kind/für die Jugendliche/den Jugendlichen zu finden. Psychotherapien gibt es in verschiedenen Formen, wie kognitive Verhaltenstherapie, Interaktionelle Psychotherapie oder Familientherapie. Die Therapeuten (Psychologen, Psychotherapeuten) sollten für Therapien von Kindern und Jugendlichen spezialisiert sein. Beim Vorliegen einer schweren Depression wird eine Kombination der Psychotherapie mit einer medikamentösen Behandlung (z.B. mit Serotonin-Wiederaufnahmehemmern) während der Anfangsphase empfohlen.

7.8   Wie ist die Aussicht (Prognose) der Epilepsie mit der Therapie?

Die Aussicht einer Epilepsie ist abhängig von mehreren Faktoren, die am Beginn der Erkrankung nicht immer überschaubar sind. Wichtige Faktoren für die Prognose ergeben sich aus der Ursache der Epilepsie und der Art des Epilepsie-Syndroms. Wird die gewählte Medikation wirken? Gibt es Nebenwirkungen? Wie lange dauert die Behandlung? Große Untersuchungen zeigen, dass die meisten Menschen mit Epilepsie dauerhaft anfallsfrei werden (etwa 70 %), wenn sie eine richtig eingestellte Behandlung bekommen. So kennen wir Epilepsie-Syndrome, die recht gutartig und einfach behandelbar sind, wie die Abwesenheiten (Absence-Epilepsie) des Kindesalters. Auf eine Therapie bei einer Rolando-Epilepsie kann verzichtet werden, wenn nur einzelne seltene Anfälle, meistens in der Nacht, vorkommen. Diese Epilepsie heilt sich bis zur Pubertät aus.

Manche andere Epilepsie-Syndrome bergen Charakteristika, deren Wirkung auf die Aussicht zu Beginn der Krankheit nicht beurteilbar ist. Die Therapiegestaltung solcher vielschichtigen Epilepsien erfordert einen größeren Aufwand und stellt oft hohe Anforderungen an die Ausdauer der Kinder und Eltern, an das Einfühlungsvermögen des Arztes und an die Geduld beider Seiten. Diese schwierige Aufgabe zu bewältigen gehört in Epilepsie-Zentren mit einem Behandlungsteam aus Medizin, Neurophysiologie, Labormedizin, Neuropsychologie, Psychologie oder Psychiatrie und Sozialarbeit. Bei stationär behandelten Patienten kommt dazu noch ein erfahrenes Pflegeteam, damit alle Aspekte der körperlichen und geistigen Gesundheit und des psycho-sozialen Lebens berücksichtigt werden. Fassbare strukturelle Störungen des Gehirns als Ursache der Epilepsie, oft gepaart mit körperlichen und geistigen Beeinträchtigungen, können in manchen Fällen allen therapeutischen Anstrengungen trotzen. Trotz aller Fortschritte sind bei etwa 20-30 % der Patienten nur Teilerfolge zu erzielen. Auch für eine teilweise Besserung lohnt sich aber jede Anstrengung, um die Lebensqualität zu verbessern.

7.9 Dauer der Behandlung

Wie lange dauert die Behandlung? Diese Frage, die fast alle Eltern gleich beim Beginn der Behandlung stellen, ist viel schwieriger zu beantworten als z.B. bei einer Antibiotikabehandlung und soll vorerst offen bleiben. Es gibt keine festen Regeln dafür, sondern die Beendigung der Behandlung wird individuell entschieden. Es muss abgewartet werden, wie das Kind oder die/der Jugendliche auf das erste Medikament reagiert. Bei einigen leicht zu behandelnden Epilepsie-Syndromen mit promptem Ansprechen auf die erste Medikation ist eine Beendigung der Therapie nach etwa 2-5 Jahren als wahrscheinlich anzusehen. Einige symptomatische Epilepsien mit einer Hirnschädigung als Ursache wie auch einige idiopathische Epilepsien (z.B. die juvenile myoklonische Epilepsie) erfordern lange, manchmal sogar eine lebenslange Behandlung. Bei schwierig behandelbaren Epilepsie-Syndromen mit fortgesetzten Anfällen muss die Behandlung natürlich beibehalten werden.

Das Absetzen der Medikamente, auch nach mehreren anfallsfreien Jahren, birgt ein Risiko für erneute Anfälle. Um diese Gefahr zu vermeiden, werden Medikamente in kleinen Schritten sehr langsam erniedrigt bis zum endgültigen Absetzen. Gelegentliche EEG-Kontrollen werden empfohlen, um eventuelle Hinweise auf epileptiforme Aktivität rechtzeitig zu entdecken. Nach einem erfolgreichen epilepsiechirurgischen Eingriff wird die Medikation zunächst beibehalten. Später, nach einer längeren Anfallsfreiheit, kann die Medikation vorsichtig erniedrigt oder bei einer Kombinationstherapie vereinfacht werden.

Bei Überlegungen zum Absetzen der Medikation sollte auch die psycho-soziale Situation berücksichtigt werden. Vorsichtsmaßnahmen treten beim Beginn der Medikamentenreduktion wieder in Kraft, um Unfälle im Falle eines plötzlichen Anfalls zu vermeiden. Es gibt in dieser Phase Einschränkungen der Fahrtauglichkeit bei Jugendlichen und Erwachsenen. Kurz vor einer wichtigen Prüfungsphase in der Schule oder vor einem geplanten Wechsel der Arbeitsstelle empfiehlt sich eine Verschiebung des Medikamentenabbaus.

8 BEGLEITKRANKHEITEN BEI KINDERN UND JUGENDLICHEN MIT EPILEPSIE

Kinder und Jugendliche mit Epilepsie haben ein erhöhtes Risiko für neurologische und neuropsychologische Funktionsstörungen, die in verschiedenen Formen auftreten und Bewegungen, Stimmung, Verhalten und Lernen beeinflussen können. Auch Medikamente, die zur Behandlung der Epilepsie notwendig sind, können ähnliche Symptome verursachen. Wenn der Verdacht auf ein Nachlassen der Leistungen entsteht oder das Kind durch störendes Verhalten in der Schule oder zu Hause auffällt, sollte man nach der Ursache suchen. Ausführliche Abklärungen im medizinischen, psychologischen, psychiatrischen und neuropsychologischen Bereich ermöglichen die Aufnahme einer angemessenen Therapie.

8.1 Aufmerksamkeitsdefizit- und Hyperaktivitätssyndrom (ADHD, ADHS)

Aufmerksamkeitsdefizit- und Hyperaktivitätssyndrom (ADHD) im Kindesalter ist gut bekannt. Das ADH-Syndrom beginnt bereits vor der Einschulung und kann bis ins Erwachsenenalter anhalten. Wenig bekannt ist, dass dieses Syndrom bei Kindern und Jugendlichen mit Epilepsie häufiger vorkommt (über 12 %) als bei Gleichaltrigen ohne Epilepsie (3-7 %).

Gesunde Kinder können sich schon mit 4-6 Jahren ruhig auf eine Aufgabe konzentrieren. Anders sieht es beim Kind mit ADH-Syndrom aus. Die Leitsymptome eines ADHDs sind Überaktivität, Untätigkeit, Impulsivität, Aufmerksamkeitsstörung und Lustlosigkeit. Die Ausprägung einzelner Symptome ist von Kind zu Kind unterschiedlich. Betroffene Kinder und Jugendliche zeigen ein buntes Bild der Symptome.

TYPISCHE VERHALTENSWEISEN BEI ADHD	
Hauptsymptom	
Hyperaktivität und Unaufmerksamkeit	Das Kind ist ständig in Bewegung, spricht ununterbrochen, wechselt seine Tätigkeiten.
Impulsivität	Das Kind zeigt Stimmungsschwankungen, reagiert oft heftig, sehr schnell und unüberlegt, kann sich schlecht auf Aufgaben konzentrieren, wird schnell aggressiv.
Konzentrationsstörung und Untätigkeit	Das Kind ist unkonzentriert, ablenkbar, folgt nicht Anweisungen, vergisst Verabredungen, ist häufig lustlos, zieht sich zurück.

Ein betroffenes Kind kann mehrere Symptome aus allen genannten drei Gruppen zeigen. Für eine genaue Diagnose eines ADH-Syndroms ist eine medizinische, psychologische und psychiatrische Untersuchung erforderlich. Dabei sollten andere Krankheiten oder Funktionsstörungen ausgeschlossen werden, wie Lernschwierigkeiten bei Lese- und Rechtschreibstörung, Depression, Angst-Syndrom, Verhaltensstörungen aus anderen Gründen, psychiatrische Krankheiten oder neurologische Krankheiten (z.B. Gilles-de-la-Tourette-Syndrom).

Nach Ursachen des ADH-Syndroms werden intensiv geforscht. Bisherige Untersuchungsergebnisse sprechen dafür, dass die Symptome vermutlich durch verschiedene Ursachen zustande kommen. Es gibt Hinweise auf ein familiäres Vorkommen. Auf biologischer Ebene scheinen die Konzentrationen bestimmter Substanzen, die Informationen zwischen den Nervenzellen transportieren, fehlerhaft zu sein. Andere Untersuchungen haben mangelnde Verbindungen und Funktionsstörungen verschiedener Netzwerke des Gehirns aufgedeckt. Das psycho-soziale Leben der Familie birgt oft Risikofaktoren, wie psychische Krankheiten der Eltern, Gewalt, Stress, Rauchen und Alkohol. Eventuell kommt dazu noch ein niedriges Bildungsniveau der Eltern. Umweltfaktoren können ein zusätzliches Risiko besonders in den ersten Lebensjahren bilden.

Den Verdacht auf ein ADH-Syndrom schöpfen die Eltern oder Lehrer nicht selten. Erste Symptome können schon im Kindergarten auftreten. Es empfiehlt sich, dass die Eltern und Lehrer sich zusammensetzen und diskutieren, welche Auffälligkeiten vorliegen. Es könnte ja auch sein, dass eine Veränderung der Umstände oder Stress zu Hause oder in der Schule das Kind verunsichert hat, worauf es mit Unruhe, Konzentrationsschwierigkeiten oder Aggressivität reagiert. Gemeinsame Beratungen können solche Situationen klären.

Für den Verdachtsfall stehen spezielle Fragebögen zur Verfügung, die von Eltern und Lehrern auszufüllen und von Fachleuten auszuwerten sind. Wenn die Auswertung der Fragebögen deutliche Hinweise auf ein ADH-Syndrom zeigt, sind weitere Abklärungen notwendig. Eine medizinische Untersuchung beinhaltet neben einer Kontrolle der Epilepsiebehandlung auch eine körperliche und neurologische Untersuchung, eventuell ergänzt durch Laboruntersuchungen. Mit Hilfe einer neuropsychologischen Testung findet man Hinweise z.B. auf eine Konzentrationsstörung, eine Aufmerksamkeitsstörung oder auf ein mangelhaftes Durchhaltevermögen. Der Kinderpsychiater wird die erhobenen Befunde auswerten, eine Diagnose stellen und bei Bedarf Vorschläge für eine Therapie anbieten. Bei leicht ausgeprägten Symptomen können schon einige beratende Gespräche mit den Eltern und Lehrern ausreichen. Dann wird z.B. der Arbeitsplatz des Kindes sowohl zu Hause als auch in der Schule so gestaltet, dass äußere Reize (laufender Fernseher, Beschäftigung mit dem Mobiltelephon, Spielen von anderen Kindern u.a.) die Konzentration des Kindes nicht stören. Klare Regeln helfen der Orientierung des Kindes. Der Alltag sollte auch Ruhepausen enthalten. Notwendig ist auch ein ausreichender Nachtschlaf.

Manche Kinder mit dem ADH-Syndrom benötigen darüber hinaus eine spezielle Therapie. Empfohlen werden eine Verhaltenstherapie und begleitende Gespräche mit den Eltern. Einige Kinder und Jugendliche brauchen zusätzlich eine medikamentöse Behandlung. In Frage kommen einige stimulierende Medikamente (z.B. Methylphenidat oder Methylphenidat hydrochlorid, Amphetamin), Medikamente ohne stimulierende Wirkung (Atomoxetin, Clonidin, Modafinil), gelegentlich auch Antidepressiva. Stimulierende Medikamente regulieren das impulsive Verhalten. Die Hyperaktivität lässt nach, das soziale Verhalten wird angemessener, die Konzentrationsfähigkeit steigt. Schulleistungen bessern sich. Jedes Kind reagiert auf solche Medikamente unterschiedlich. So ist es notwendig zu kontrollieren, ob eine positive Wirkung eintritt. Wenn dies nicht der Fall ist, muss das Medikament abgesetzt oder gewechselt werden. Bei zunächst häufigen ärztlichen Kontrollen wird auf mögliche unerwünschte Nebenwirkungen der Medikamente (Appetitlosigkeit, Schlafstörung u.a.) geachtet. Bei jungen Kindern muss auch das Wachstum kontrolliert werden. Sehr selten verschlechtert sich die Anfallskontrolle. In diesem Fall wird das neue Medikament abgesetzt. Bei Kindern und Jugendlichen mit einer beeinträchtigten Leistungsfähigkeit und weiteren neurologischen Beeinträchtigungen kann ein stimulierendes Medikament die Unruhe und Aggressivität auch steigern.

8.2 Lese- und Rechtschreibstörung (Legasthenie)

In den ersten zwei Schuljahren lernen die Kinder Lesen und Schreiben. Dann sollten die Grundlagen gesichert und stabilisiert sein. Bleibt die Handschrift wechselhaft, fast unleserlich, werden – trotz ernsthafter Bemühungen – Buchstaben verwechselt oder immer wieder ausgelassen, ergibt sich der Verdacht auf eine Funktions störung. Mit einer Schreibstörung kann auch eine Leseschwäche verbunden sein. Als Ursache vermutet man eine angeborene Leistungsschwäche, da in der Familie oft auch andere Personen, Eltern oder Geschwister ähnliche Probleme haben. Schwierigkeiten zeigen sich im Erfassen von Lautstrukturen der gesprochenen Sprache. Zusätzlich können Beeinträchtigungen des Hörens, der Sehfähigkeit oder der Feinmotorik vorliegen. Bei Verdacht auf eine Lese-Schreibschwäche sollte eine Abklärung möglichst schnell erfolgen, damit das Kind in der Schule keinen

Leistungsabfall erleidet. Durch bloßes „Pauken" werden die Fehler nicht verschwinden. Empfohlen wird eine ausführliche neuropsychologische Untersuchung. Dabei werden folgende Leistungsbereiche werden überprüft: Konzentrationsfähigkeit, Gedächtnis, Aufmerksamkeit, das Sehen betreffende Wahrnehmung und logisches Denken. Wenn die Diagnose einer Lese-Schreibschwäche bestätigt wird, braucht das Kind eine unterstürzende Therapie. Die vorliegende Problematik wird auch mit den Lehrpersonen besprochen. Schulpsychologische Dienste oder Kinder- und Jugendpsychiatrische Einrichtungen bieten Beratungen an und vermitteln Therapeuten. Wichtig ist, dass auch das Kind oder der/die Jugendliche selbst unterstützende Maßnahmen akzeptiert und motiviert bleibt.

8.3   Sprachstörung

Der Spracherwerb ist Voraussetzung für eine normale geistige und psychische Entwicklung. Eine Sprachstörung kann angeboren oder erworben sein. Erste Beeinträchtigungen können schon in den ersten drei Lebensjahren auffallen und verlangen eine schnelle Abklärung. Eine Epilepsie in der frühen Kindheit, bestimmte Epilepsie-Syndrome und einige Medikamente (z.B. Topiramat) können den Spracherwerb ungünstig beeinflussen. Ein Kind mit einer undeutlichen Aussprache, geringem Wortschatz und Problemen mit dem Satzbau braucht bereits im Vorschulalter unbedingt eine Behandlung zur Verbesserung des Spracherwerbs. Spezialisierte Neuropsychologen können zuverlässig notwendige Untersuchungen bereits in den ersten Lebensjahren durchführen. Sprachstörungen können zusammen mit anderen Teilleistungsstörungen auftreten.

Eine Sprachtherapie unterstützt die Sprachentwicklung, indem die Sprache mit Tun, Denken und der aktiven Verständigung untereinander verbunden wird. Beim Vorliegen einer generellen Entwicklungsverzögerung stellt eher eine heilpädagogische Förderung die geeignete Therapieform dar.

8.4   Störungen der Bewegung

Einige Kinder und Jugendliche wirken beim Laufen „tollpatschig", stürzen oft, haben Schwierigkeiten mit Knöpfen und Reißverschlüssen, kleckern beim Essen, kippen aus Versehen Glas und Becher um, lassen Sachen aus den Händen fallen. Wenn Anweisungen, Ge- und Verbote den Kindern nicht weiterhelfen, liegt die Ursache vielleicht in einer Störung der Nervenfunktionen. Durch eine neurologische Untersuchung lässt sich die Situation klären mit gleichzeitiger Bestimmung der Art der der Störung. Die Spannung der Muskulatur oder einzelner Bereiche kann erhöht (spastisch) oder zu niedrig sein. Mängel können die Feinmotorik, die harmonische Augen-Hand-Zusammenwirken, die Steuerung der Bewegungen im Raum, den Berührungssinn, die Wahrnehmung des Gesehenen und des Gehörten betreffen. Solche „kleinen" Mängel stören beim Lesen- und Schreibenlernen, führen zu Aufmerksamkeitsstörungen, eventuell auch zu motorischer Unruhe. Schlechte Leistungen senken die Lernmotivation und mindern das Selbstbewusstsein des betroffenen Kindes. Im Rahmen einer Ergotherapie oder psychomotorischer Übungen können Koordination, Wahrnehmung und Empfindungen bewusst gemacht werden. Dabei lernt das Zentralnervensystem, die „richtigen" Bahnen zu benutzen, die Bewegungen und Wahrnehmungen werden „automatisiert". Mit geringer Mühe steigen die Leistungen und das Selbstbewusstsein wächst. Bei ausgeprägteren spastischen Störungen wird eine Physiotherapie in Anspruch genommen. Diese kann auch mit Botox-Anwendungen kombiniert werden, die von darauf spezialisierten Ärzten durchgeführt werden müssen.

8.5 Psychiatrische Begleitkrankheiten und Verhaltensstörungen

Es ist bekannt, dass Kinder und Jugendliche mit Epilepsie ein deutlich höheres Risiko, im Vergleich zu gleichaltrigen Personen ohne Epilepsie, zu psychischen Krankheiten und Verhaltensstörungen aufweisen. Typische Symptome sind Müdigkeit, depressive Stimmung, Lustlosigkeit, Zurückgezogenheit, Untätigkeit, Abbruch von sozialen Kontakten. Besonders ein früher Beginn der Epilepsie, schon in den ersten Lebensjahren, und eine unzureichende Anfallskontrolle („chronische Epilepsie") bedeuten ein höheres Risiko für psychische und psychosoziale Störungen. Untersuchungen darüber, ob die Einwirkung fokaler Anfälle auf die psychische und soziale Entwicklung größer ist als die der generalisierten Anfälle, brachten bis jetzt widersprüchliche Ergebnisse. Verhaltensstörungen kommen bei Kindern und Jugendlichen mit einer Entwicklungsretardierung, mit Lernproblemen, Sprachstörungen und neurologischen Bewegungsstörungen vermehrt vor. Medikamente wirken individuell unterschiedlich je nach Dosis und der Zahl der Medikamente. Patienten mit mehreren, hoch dosierten Medikamenten sind häufig müde, depressiv, lustlos und wenig motiviert; andere zeigen Nervosität, eine niedrige Frustrationstoleranz, Hyperaktivität und eine schlechte Impulskontrolle.

Einige Medikamente gegen Epilepsie können Verhaltensstörungen, Depressionen und selten auch Psychosen auslösen:

Reizbarkeit, niedrige Frustrationstoleranz, schlechte Impulskontrolle und **Hyperaktivität**	Phenobarbital, Primidon und Valpoinsäure
Psychose	Topiramat, Levetiracetam, Zonisamide und Vigabatrin
Reizbarkeit, Aggressivität und **Hyperaktivität**	Phenobarbital, Benzodiazepin, Gabapentin, Levetiracetam, Topiramat und Vigabatrin
Schwere Sprachstörung	Topiramat

Es darf nicht vergessen werden, dass stets auch psycho-soziale Faktoren der Familie und des Milieus die Entwicklung der Kinder und Jugendlichen beeinflussen. Auf der anderen Seite stellt die Epilepsie eines Kindes oder einer/eines Jugendlichen einen sehr deutlichen Stressfaktor für die ganze Familie dar. Dies zeigt sich besonders zu Beginn der Anfälle, oder längerfristig, wenn ein Kind an einer chronischen Epilepsie leidet und weiterhin Anfälle auftreten. Die Bewältigung der Anfälle und die Sorge um die weitere Entwicklung ihres Kindes belasten die Eltern. Nicht selten treten neue Probleme, finanzielle Schwierigkeiten oder Eheprobleme auf. Kinder und Jugendliche scheinen häufiger an Verhaltensstörungen zu leiden, wenn die Eltern sich mit der Bewältigung des Alltags überfordert fühlen. Jugendliche reagieren bei familiären Problemen und Stress heftiger mit Angst, Depression und schwerer psychischer Störung als jüngere Kinder.

Psychische Krankheitssymptome entwickeln sich langsam. Das Kind oder die/der Jugendliche fühlt sich „falsch verstanden", einsam, erlebt heftige Stimmungsschwankungen. Es gibt „laute" Auseinandersetzungen oder vielleicht eine stille Isolation. Dies wird von den Eltern wahrgenommen, aber zunächst nicht verstanden, dass es sich um ernstzunehmende Symptome handelt. Wenn psychologische und psychiatrische Abklärungen eine Depression oder eine andere psychische Störung bestätigen, muss eine Therapie eingeleitet werden. Psychologen, Kinder- und Jugendpsychiater oder Psychiater bieten Therapien in verschiedenen Formen an – oft derzeit leider nur nach langen Anmeldezeiten.

9 WAS KÖNNEN ELTERN TUN?

Für Eltern ist es nicht leicht, die Diagnose einer „Epilepsie" zu akzeptieren. Andere Krankheiten oder Zustände, deren Symptome epileptischen Anfällen ähnlich sein können, müssen also zuvor sicher ausgeschlossen sein. Gemeinsames Ziel aller Behandlungen epilepsiekranker Kinder ist es, dass ihr Alltag trotz der Krankheit so normal wie möglich weiter läuft, ähnlich wie bei anderen Kindern gleichen Alters. Das bedeutet für die Eltern, das Kunststück zu vollbringen, ihr Kind „genauso wie jedes andere Kind" zu behandeln und zu erziehen. Diese angestrebte Haltung steht in ständigem Widerspruch zu der notwendigen Sorge, das Kind vor gefährlichen Situationen (wie vor Stürzen im Anfall) zu schützen, das Kind kann aber mit anderen Kindern zum Spielen gehen, darf aber nicht klettern und nicht den Hof verlassen; es darf schwimmen gehen, aber nur mit Mutter oder Vater, nie allein; es darf die Klassenreise mitmachen, aber die Tabletten nicht vergessen und muss früh schlafen gehen. Das Kind soll selbständig werden, braucht andererseits jedoch eine ständige Begleitung wegen der Anfälle. Es soll erzogen werden wie seine Geschwister, bekommt aber gerade dann einen Anfall, wenn ihm etwas verboten wird. Täglich müssen die Eltern die Kunst der Gratwanderung zwischen Zulassen und Verbieten üben, ohne die Sorge für eine optimale Krankheitsbehandlung zu vergessen. Um die Herausforderung widersprüchlicher Forderungen in der Erziehung, in sozialen Kontakten innerhalb und außerhalb der Familie und im Hinblick auf die Krankheit zu bewältigen, sind Beratungsgespräche mit Fachleuten zu empfehlen.

Häufige Fragen, Gedanken und Ängste der Eltern sind:

„Was sage ich meinem Kind, wenn es mich über seine Krankheit befragt?"

Das erkrankte Kind hat längst bemerkt, wie besorgt Mutter und Vater sind, wie sie leise miteinander sprechen, wie sie beim Telefonieren schon einmal geweint haben, wenn sie auf seine Krankheit zu sprechen kamen, wie sie versuchen, ihm, dem Kind gegenüber seine Krankheit zu bagatellisieren. Der Versuch, die Krankheit zu verheimlichen, muss zwangsläufig scheitern. Das Kind war bei vielen ärztlichen Untersuchungen – so „muss doch etwas Beunruhigendes" vorliegen. Verheimlichung bewirkt in der Wahrnehmung des Kindes ein unheimliches Gefühl. Die Folge können Schuldgefühle sein. Stundenlange Erklärungen über seine Epilepsie andererseits können sehr ermüden. Die Empfehlung ist, auf Fragen des Kindes eine kurze klare Antwort zu geben. Mit der Zeit werden weitere Fragen kommen. Kinder wollen immer alles wissen. Es ist am besten, wenn Eltern sich von Anfang an darauf einstellen und auf die Fragen ihres Kindes eingehen. Kinder erwarten klare Antworten. Sachliche Informationen kommen gut an. Wenn ein Kind von seinem Anfall etwas wahrnimmt, kann man daran anknüpfen: „Weißt du, das Kribbeln auf der Zunge und die Verkrampfung der Wange damals in der Nacht, als du wach geworden bist und nicht reden konntest, nennt man einen Anfall. Der kommt aus dem Gehirn." Will das Kind mehr wissen, wird es weitere Fragen stellen. Fehlen eigene Wahrnehmungen des Anfalls, können die Eltern schildern, was sie gesehen haben: „Du bist aufgestanden, aber du warst nicht richtig wach, du kamst zu uns und konntest nicht sprechen. Wir haben dich angesprochen, aber du konntest uns nicht verstehen. Dann zuckten die Arme und Beine. Du warst danach so müde, dass du unbedingt noch schlafen wolltest." Eine Abwesenheit (Absence-Anfall) könnte z.B. als „wie ein kurzes Tagträumen" geschildert werden.

In solchen Gesprächen sind Kinder erstaunlich unberührt und sachlich. Sie sind noch nicht von vielen Vorurteilen belastet. Wenn es den Eltern gelingt, ebenfalls sachlich und emotional offen und schützend zu bleiben, ohne sich von ihrer tiefen Verunsicherung überwältigen zu lassen, bieten sie ihrem Kind mit ihrer ehrlichen Haltung die Chance, über seine Krankheit sprechen zu können und sie in das Familienleben zu integrieren. Das Kind fühlt sich ernst genommen, versteht die Sorge der Eltern und braucht keine Angst zu haben. Manchmal versuchen Kinder die Eltern zu „schonen", wie ein Junge, der seinem Lehrer über seine Anfälle mit Kribbeln im Mundbereich mehr erzählte als den Eltern.

„Was sollen wir den Großeltern sagen?"

Die Großeltern fragen immer wieder, warum ihre Enkelin jeden Tag Tabletten nehmen muss, obgleich sie doch „ganz gesund aussieht!"

Eine solche Frage zeigt ein Bedürfnis, mehr über die Krankheit zu erfahren, aber auch die Hoffnung, dass vielleicht doch keine Epilepsie vorliegen könnte. Als Personen, die dem Kind recht nahe stehen, möchten Großeltern über die Krankheit informiert sein. In jedem Fall möchten sie genaue Auskunft über den Ablauf der Anfälle und wünschen Ratschläge, was sie tun sollen, wenn das Kind in ihrer Anwesenheit einen Anfall bekommt. Sie fragen sich, ob sie bei den Besuchen die Verantwortung für das Kind übernehmen können. In Gesprächen mit den Eltern lernen sie, was vor, während und nach den Anfällen passiert. So werden Ängste abgebaut. Das zwischen den Großeltern und dem Kind herrschende Vertrauen wird auf diese Weise am besten geschützt. Großeltern können Eltern auch entlasten, indem sie sich zeitweise um das Kind kümmern. So können die Eltern einmal einen gemeinsamen Abend verbringen, was vielleicht seit langem gar nicht mehr möglich war. Eine solche Entlastung ist besonders dann wertvoll, wenn das Kind (noch) nicht ganz anfallsfrei ist. Voraussetzung dazu ist allerdings die Bereitschaft der beim Kind bleibenden Personen zur eventuell notwendigen Verabreichung eines Notfallmedikamentes. Manchmal begleiten die Großeltern das Kind auch in die Sprechstunde. Sie unterstützen damit sowohl das Kind als auch seine Mutter oder seinen Vater. Zum Beispiel kann die Mutter in aller Ruhe über das Befinden des Kindes berichten, während der Großvater mit dem Kind spielt.

„Muss mein Kind wirklich Tabletten einnehmen?"

Manche Eltern haben Angst vor jeglichem Medikament, werden doch in den öffentlichen Medien immer wieder nachteilige Wirkungen „schulmedizinischer" Medikamente hervorgehoben. Dass wirksame Medikamente auch unerwünschte Wirkungen haben können, ist bekannt. Das gilt grundsätzlich auch für wirksame Medikamente gegen Epilepsie. In den letzten Jahrzehnten sind allerdings große Fortschritte in der Verringerung der Nebenwirkungen gelungen. In der Anfangsphase der Behandlung gelegentlich beklagte Müdigkeit, Schwindelgefühl oder Kopfdruck klingen fast immer bald spontan ab. Schwere oder dauerhafte Nebenwirkungen wie z.B. allergische Reaktionen oder Verhaltensstörungen treten nur ganz selten auf.

„Mein Kind wird (nicht) mit Medikamenten vollgepumpt!"

Dieser Slogan kann nur noch historisch verstanden werden: Als die ersten wirksamen Medikamente gegen Epilepsie – Brom 1857 und Phenobarbital 1912 – entdeckt wurden, hatte die Wissenschaft noch nicht die Kenntnisse, die wir heute haben. Aus heutiger Sicht ist zu vermuten, dass einige der damals behandelten Patienten zu hohe Dosen von Brom oder Phenobarbital erhalten haben, was zu erheblichen Belastungen führte, auch wenn die Anfälle deutlich seltener wurden. Die Dosierung und die Vermeidung unerwünschter Begleiterscheinungen sind heute durch die Möglichkeit einer Messung der erreichten Medikamenten-Konzentration im Blut (Serum-Spiegel) sicherer geworden. Besonders die unerwünschten Wechselwirkungen zwischen Medikamenten gegen Epilepsie in einer Therapie mit 2-3 verschiedenen Medikamenten sind inzwischen wissenschaftlich gut geklärt und können vermieden werden.

Es gibt allerdings Epilepsien, die schwer behandelbar sind. Kinder mit solchen Erkrankungen benötigen leider oft hohe Dosen eines oder mehrerer Medikamente mit möglicherweise entsprechend stärkeren Nebenwirkungen. Hier spielen die Eltern die wichtigste Rolle bei der Beurteilung geduldeter Grenzen. Sie kennen ihr Kind und können am besten beurteilen, ob und wie stark es unter Nebenwirkungen leidet. Bestimmte Nebenwirkungen, wie Erbrechen oder Augenzittern (Nystagmus) fallen leichter auf. Schwieriger zu beurteilen sind Stimmungsschwankungen oder Verhaltensstörungen. Dann ist es nützlich, dass die Eltern sehr genau berichten, was ihnen aufgefallen ist. Ergänzende Berichte aus der Schule über Änderungen des Verhaltens oder der Leistungen bestätigen manchmal auf diese Art den Verdacht von Medikamentennebenwirkungen. Durch eine neuropsychologische Testung können einige Nebenwirkungen (z.B. eine Sprachstörung, Gedächtnisstörungen oder eine Verlangsamung des Denkens und Handelns) objektiv nachgewiesen werden. Dosisabhängige Nebenwirkungen werden durch Herabsetzen der Dosis eines Medikamentes beseitigt oder das Medikament wird gewechselt. Dauerhafte Nebenwirkungen werden nicht geduldet.

„Ich gebe meinem Kind die Tabletten, aber es tut mir jedes Mal richtig weh!"

Aus Ängsten und Vorurteilen kann eine dicke Mauer wachsen, die kaum noch zu durchbrechen ist. Mutter oder Vater können ihre Ängste kaum in Schach halten. Dabei vergessen sie oft, dass ihr Kind „Gedanken lesen kann". Es spürt den inneren Widerstand der Eltern, und es leidet, ohne den Grund zu verstehen. Eine solche Situation begünstigt die Entwicklung einer anderen Sorte von „Nebenwirkungen": das Kind fühlt sich genau so unwohl wie Mutter und Vater. In der Sprechstunde berichten dann Eltern und Kind über dieses Unwohlsein. Dies kann zum Wechsel des Medikamentes führen, wenn das wirkliche Problem nicht erkannt wird. In einem nur kurzen Gespräch lassen sich solche Zusammenhänge nicht klären, und so können die Aussichten eines an sich guten Medikamentes verloren gehen. Auch die weitere Behandlung wird in solchen Fällen kompliziert, denn dieselben Beschwerden dieser Art tauchen dann bei jedem neuen Medikament unverändert wieder auf. So wird ein Medikament nach dem anderen eingesetzt, ohne eine wirksame Behandlung zu erreichen.

Entscheiden sich die Eltern eindeutig gegen Medikamente, muss ihre Entscheidung selbstverständlich akzeptiert werden, denn die Eltern sind letzten Endes verantwortlich für ihr Kind. Der Arzt, der die Eltern medizinisch berät, wird sie aber darauf aufmerksam machen, dass sie bei einem völligen Verzicht auf die Medikamente mit einem unkontrollierten Auftreten weiterer Anfälle oder gar Anfallsstatus rechnen müssen. Dieses Wissen stellt eine dauerhafte Belastung sowohl ihres Kindes als auch der Eltern dar. Der Alltag wird durch viele Einschränkungen geprägt. Mögliche Gefahrensituation müssen im Voraus bedacht werden. Das Kind wird von vielen Aktivitäten völlig ausgeschlossen. Die Selbständigkeitsentwicklung des Kindes wird behindert. Auch seine übrige Entwicklung kann stagnieren. Man wird in einem weiteren ausführlichen Beratungsgespräch zwischen behandelndem Arzt, vielleicht auch mit dem Hausarzt des Vertrauens, und Eltern gemeinsam versuchen, einen optimalen Weg aus der scheinbar ungelösten Situation zu finden.

„Ich will nicht, dass mein Kind ein Versuchskaninchen wird!"

Bevor ein Medikament zur schulmedizinischen Behandlung von Menschen zugelassen wird, wird es einer sorgfältigen und umfangreichen, streng kontrollierten Prüfung unterworfen, die in mehreren Phasen abläuft. Jedes Land hat eigene, stets jedoch strenge Zulassungsbestimmungen. Sicher gibt es immer noch etwas zu verbessern. Z.B. laufen zu wenige systematische Prüfungen für Kinder, die andere Reaktionsweisen zeigen können als Erwachsene. Heute können Eltern sich neben der ärztlichen Beratung aus verschiedenen Quellen weitere Informationen holen: aus dem Internet, aus Informationsbroschüren, aus Sachbüchern oder bei Organisationen, die sich mit Epilepsie befassen (Elternvereinigung, Internationale Liga gegen Epilepsie u.a., siehe dazu auch: www.stiftung-michael.de/schulkinder). Das Problem wird eher sein, die Vielfalt und Menge der Informationen zu überschauen, auf ein sinnvolles Maß zu begrenzen und richtig zu bewerten. Hier ist das ausführliche Beratungsgespräch mit dem Arzt ihres Vertrauens unersetzlich.

Reagiert ein Kind auf das erst gewählte Medikament ungünstig, oder ist die Wirkung ungenügend, muss ein anderes Medikament mit einer – hoffentlich! – besseren Wirksamkeit und hoffentlich auch ohne besondere Nebenwirkungen gefunden werden. Dies bedeutet aber nicht, dass das Kind zur „Testperson" („Versuchskaninchen") wird. Da es heute noch nicht möglich ist, im Voraus die Verträglichkeit eines Medikamentes bei jedem einzelnen Menschen zu erkennen, wird ein anderes Medikament mit einem anderen, hoffentlich günstigeren Wirkungsprofil („gute Wirksamkeit mit seltenen Nebenwirkungen") gewählt, in der Erwartung, dass das neue Medikament seine Wirksamkeit gut und ohne unerwünschte Begleitsymptome entfalten kann.

„Bitte, geben Sie meinem Kind das beste Medikament!"

Das beste Medikament für ein Kind ist dasjenige, welches bei ihm am besten wirkt und keine Nebenwirkungen verursacht. In enger Zusammenarbeit mit den Eltern muss bei jedem Kind das individuell passende Medikament gefunden werden. Zur Orientierung gibt es eine gewisse „Rangliste" der Medikamente, die bei Epilepsien aus medizinischer Erfahrung gut wirksam sind und in der Regel selten Nebenwirkungen verursachen. Der menschliche Organismus ist aber sehr kompliziert, jeder menschliche Körper hat seine angeborenen Eigenarten und einmaligen Reak-tionsweisen. So kann man nicht im Voraus erfahren, wie ein Medikament bei einem Kind in einem bestimmten Alter bei einem bestimmten Epilepsie-Syndrom wirken wird. Es kann vorkommen, dass das erste, nach der „Rangliste" gewählte Medikament die Anfälle nicht kontrolliert oder zu starke Nebenwirkungen verursacht. Aus dem Grund ist ein Medikamentenwechsel gerade zu Beginn einer Epilepsiebehandlung nicht selten. Ist erst einmal eine gute Anfallskontrolle erreicht, wird die Medikation unverändert beibehalten. Wann an eine Reduktion gedacht werden kann, hängt u.a. vom Epilepsie-Syndrom ab.

„Wie regelmäßig müssen die Medikamente eingenommen werden?"

Medikamente gegen epileptische Anfälle verhindern das Entstehen neuer Anfälle oder eine Ausbreitung der epileptiformen Aktivität, aber sie beseitigen nicht die Bereitschaft zum Auftreten weiterer Anfälle. Dies bedeutet, dass Anfälle im Allgemeinen nur so lange ausbleiben, wie die Medikamente im Gehirn wirksam sind. Verschiedene Medikamente werden unterschiedlich schnell im Körper abgebaut. Die meisten Medikamente kann man so dosieren, dass die optimale Wirkung etwa 12 Stunden anhält. Ausreichend ist dann je eine Dosis von Tabletten morgens und abends. Nur selten ist es notwendig, entweder mittags oder am späten Abend noch eine weitere Dosis einzunehmen. Um eine regelmäßige Tabletteneinnahme zu gewährleisten, ist zu empfehlen, immer denselben Zeitpunkt und die gleiche Situation zur Tabletteneinnahme einzuhalten, zum Beispiel Frühstück und Abendbrot. Als Hilfe zur Kontrolle dient eine Wochendosette, in der für jeden Tag die verordnete Dosis vorgehalten wird. Ein Blick am Abend auf die Dosette reicht zur Bestätigung, dass die Tagesdosis eingenommen wurde. Ein Mobiltelefon kann auch eine Aufforderung zur Tabletteneinnahme geben, wobei die Tagesdosis dann mitgeführt werden muss.

„Wie ist die Medikamenteneinnahme am Wochenende, wenn man später aufstehen will?"

Leider sind die biologischen Zyklen des Körpers, der Schlaf-Wach-Rhythmus und der Stoffwechsel, nicht auf das Wochenende eingestellt. Während der langen Nacht werden Medikamente auch am Wochenende so weit abgebaut, dass am Morgen die Blutspiegel sehr niedrig liegen. Wird die übliche Morgendosis verspätet eingenommen, kann bei einigen Kindern ein erhöhtes Anfallsrisiko entstehen. Nur um etwa eine Stunde kann der Einnahmezeitpunkt ohne Risiko verschoben werden. Ist bei einer Epilepsie bekannt, dass Anfälle durch Unregelmäßigkeiten des Schlafes (Schlafmangel) ausgelöst werden, ist es ohnehin ratsam, an Wochenenden nicht mehr als 1 Stunde später zu Bett zu gehen und aufzustehen. Jugendliche können ihren Wecker oder ihr Mobiltelefon am Wochenende einstellen, um die Tabletten, die schon auf dem Nachttisch liegen, zur gewohnten Zeit schnell einzunehmen und dann weiter zu schlafen. Eine Verschiebung des Schlafes zu den Vormittagsstunden, ohne die Tabletten am Morgen einzunehmen, bedeutet für einige Jugendliche mit bestimmten Epilepsie-Syndromen ein hohes Risiko für Anfälle nach dem Aufstehen. Während längerer Urlaubszeiten hingegen kann man die Einnahme im Laufe von 3-4 Tagen stufenweise an einen neuen Tagesrhythmus anpassen, ohne zu vergessen, nach der Heimkehr den Vorgang umgekehrt schrittweise rückgängig zu machen.

„Was ist zu tun, wenn wir vergessen haben, dem Kind die Tabletten zu geben?"

Vergessen ist menschlich. Irgendwann passiert es in jeder Familie. Die Eltern überwachen die regelmäßige Tabletteneinnahme. Frühestens in der Pubertät sind die meisten Kinder und Jugendliche so selbständig, dass sie allein ohne Kontrolle die Tabletteneinnahme bewältigen. Wenn es passiert ist, wenn die Tabletten nach einer Geburtstagsfeier in der Dosette liegen geblieben sind, sollte man nicht mit gegenseitigen Beschuldigungen Zeit verlieren, sondern sich auf das Wichtigste konzentrieren: die vergessene Dosis nachzuholen. Unproblematisch kann man dies nach einer 3-4-stündigen Verspätung machen. Wenn das Versäumnis erst bei der nächsten regulären Einnahme auffällt, sollte die ausgebliebene Dosis verteilt werden. Es ist dann zu empfehlen, schnellst möglich mit dem behandelnden Arzt oder dem beratenden Ärzteteam des Krankenhauses Kontakt aufzunehmen. Abhängig von der Art der Epilepsie, der Art der Medikamente und ihrer Abbaurate im Körper und dem bisherigen Therapieverlauf wird man die vergessene Dosis neu verteilt nachgeben. Gelegentlich wird man dem Kind vorübergehend einen zusätzlichen Schutz verordnen, z.B. Benzodiazepine als Rektiole oder als Tablette.

In ungewöhnlichen Situationen, wie auf Reisen, ist es besonders wichtig, die ausgelassene Medikamentendosis zu ersetzen, damit es keine Probleme mit Anfällen oder gar mit einem epileptischen Status gibt.

„Wie lange muss mein Kind das Medikament einnehmen? Wann kann man es absetzen?"

Diese verständlichen Fragen stehen oft schon vor Behandlungsbeginn zur Diskussion, denn Eltern geben ihrem Kind nicht gern Medikamente. Für sie ist es nicht immer einfach zu unterscheiden, was für ihr Kind notwendig und sinnvoll ist, und was aus eigener Ängstlichkeit rührt. Es ist gut, sich bei aller Sorge in einer solchen Situation an die Ziele der Behandlung zu erinnern.

Erstes Ziel ist, die Anfälle bei uneingeschränkter Lebensqualität unter Kontrolle zu bekommen. Bei den meisten Kindern hören die Anfälle auf, wenn die medikamentöse Therapie gut eingestellt ist. Zweites Ziel ist, dass das Kind anfallsfrei bleibt und unbeschwert wachsen, die Schule besuchen und sich des Lebens freuen kann. Dazu muss das Medikament regelmäßig eingenommen werden. Es gibt auch Epilepsien, bei denen eine Anfallsfreiheit nur mit sehr hohen Dosierungen und ständigen Nebenwirkungen erreicht werden kann. Dann sollte genau überlegt werden, ob doch gelegentliche Anfälle das Kind weniger belasten als dauerhafte Nebenwirkungen. Die Dosierung wird immer individuell je nach Zielsetzungen gewählt.

Erst an dritter Stelle können wir über eine Verringerung oder über die Beendigung der medikamentösen Behandlung sprechen. Meistens müssen Eltern und Kind sich auf eine mehrjährige Behandlung einstellen. Die Dauer der Behandlung hängt von mehreren Faktoren ab: Lebensalter, Ursache, Art des Epilepsie-Syndroms und Gesamtzustand des Kindes. Wichtig für das Kind ist, dass es auch während des Medikamentenabbaus und danach anfallsfrei bleibt. Eine zu frühe Beendigung der Therapie kann die Anfälle wieder aufflackern lassen, „länger ist (meistens) sicherer als kürzer". Der Zeitpunkt des Abbaubeginns muss sehr sorgfältig gewählt werden. Bei den meisten generalisierten Epilepsien dauert die Behandlung mindestens zwei Jahre, bei einigen schwierigen Syndromen länger. Bei symptomatischen Epilepsien mit einer Hirnschädigung oder Hirnfehlbildung muss man mit noch längerer, manchmal sogar lebenslanger Behandlungszeit rechnen. Medikamente sollten nicht in einer kritischen Lebensphase, z.B. vor einer großen Prüfung oder beim Wechsel in eine neue Schule/Arbeitsstelle, geändert werden.

„Mein Kind wird (nicht) am Hirn operiert!"

Die elterliche Verantwortung für die Therapie ihres Kindes ist eine anspruchsvolle Aufgabe. Deswegen brauchen Eltern eine sehr ausführliche Beratung in mehreren Gesprächen und über einen längeren Zeitraum, um eine gut begründete Entscheidung für oder gegen eine Operation finden zu können. Ein chirurgischer Eingriff kommt in Betracht, wenn trotz der medikamentösen Behandlung Anfälle weiter störend häufig vorkommen, wenn die Medikation nicht tolerierbare Nebenwirkungen hervorruft, und wenn eine so genannte Herdepilepsie (fokale Epilepsie) mit einer nachweisbaren abnormen Änderung an einem bestimmten Ort im Gehirn vorliegt: Wenn die Anfälle und die EEG-Befunde ebenfalls zu der abnormen Änderung passen, kommt eine Operation in Betracht. Dies sollte frühzeitig in einem entsprechenden Zentrum mit prächirurgischer Diagnostik abgeklärt werden. Wenn die Eltern trotz gründlicher Beratungen ihre Bedenken vor einer Operation nicht überwinden können, wird diese Möglichkeit nicht weiter verfolgt.

Eine Operation kann für das erkrankte Kind eine große Aussicht sein, die Anfälle unter Kontrolle zu bekommen und dadurch eine bessere Lebensqualität zu erreichen. Die Wahrscheinlichkeit für ein gutes Ergebnis ist im jüngeren Alter besser als später. Wenn eine gute Aussicht auf Heilung, d.h. auf Anfallsfreiheit, aufgrund der Voruntersuchungen besteht und die Eltern sich für diese Behandlung entschieden haben, sollte der Operationstermin nicht in eine unbestimmte Zukunft verschoben werden.

Hilfreich für die Eltern ist neben notwendigen Gesprächen mit Fachleuten auch ein direkter Kontakt zu anderen Eltern, die in einer ähnlichen Situation standen, und deren Kind schon operiert wurde. Von Mutter zu Mutter läuft ein Gespräch authentischer. Eine erfahrene Mutter kann über ihre Ängste und Befürchtungen vor der Operation, aber auch über die Hoffnung und über die Erleichterung nach gelungener Behandlung berichten und auf diese Weise helfen, Befürchtungen zu reduzieren.

10   SCHLUSSBEMERKUNG

Das „Stiefkind" Epilepsie stellt Herausforderungen, die ein einziges Fachgebiet nicht erfüllen kann. Die zeitgemäße Behandlung und Betreuung der Patienten mit Epilepsie kann nur mit einem großen Netzwerk der genannten Fachbereiche gewährleistet werden, in dem die Medizin die Schlüsselrolle innehat. Dieses Buch zeigt den multidisziplinären diagnostischen Prozess bei einer Epilepsie und ihrer Behandlung. Es geht aber auch ein auf die nicht medizinischen Belange der Betroffenen, des Kindes und dessen Eltern: Was bedeutet die Diagnose „Epilepsie" – jetzt und in der Zukunft? Wie reagiert das Kind? Was fühlen die Eltern? Wie können Eltern Entscheidungen fällen und dafür eine Verantwortung tragen? Es sind schwierige Fragen – aber es gibt immer auch Antworten und Unterstützung bei der Suche nach einem stabilen Weg.

Diese Fragen werden in weiteren Schriften der Stiftung Michael aufgegriffen und ausführlich behandelt, die hiermit empfohlen seien:

„Epilepsie und Familie"
von Heilwig Fischbach und Gisela v. Ondarza,
Informationen zur Epilepsie,
Hrsg. Stiftung Michael, 2018.

„Rechtsfragen bei Epilepsie",
Kindergarten und Schulausbildung, Ausbildung und Beruf
von Rupprecht Thorbecke und Ralf François,
Informationen zur Epilepsie,
Hrsg. Stiftung Michael, 2017.

In unserer zivilisierten Gesellschaft wächst die Hoffnung, dass die Epilepsie als Krankheit betrachtet wird wie jede andere Krankheit, damit Betroffene nicht diskriminiert werden, und dass Isolierung und Ausgrenzung der Betroffenen in der Nachbarschaft, in der Schule oder am Arbeitsplatz schwinden.

ANHANG
Weiterführende Literatur

KLASSIFIKATION

Berg AA, Berkovic AF, Brodi MJ, Buchhalter J, Cross H, van Emde Boas W, Engel J, French J, Glauser TA, Mathern GW,. Moshé SL, Nordli G, Plouin P, Scheffler I: Revised terminology and concepts for organization of seizures and epilepsies: Report of the ILAE Commission on Classification and Terminology 2005-2009. Epilepsia, 2010, 51(4): 676-685

Fischer RS, Acevedo C, Arzimanoglou A, Bogacz A, Cross JH, Elga ChE, Engel J Jr., French JA, Glynn M, Hesdorffer DC, Lee BJ, Mathern GW, Moché SL, Perucca E, Scheffler IE, Tomson T, Watanabe M, Wiebe S: A practical clinical definition of epilepsy. Epilepsia, 2014, 55(4): 457-82

BEHANDLUNG

Glauser T, Ben-Menachem E, Bourgeois B, Cnaan A, Guerreiro C, Kälviäinen R, Mattson R, French JA, Perucca E, Tomson T: ILAE Subcommission on AED Guidelines: Updated ILAE evidence review of antiepileptic drug efficacy and effectiveness as initial monotherapy for epileptic seizures and syndromes. Epilepsia, 2013, 54(3): 551-63

Kossoff EH, Zupec-Kania BA, Amark PE u.a., and Charlie Foundation, the Practice Committee of the Child Neurology Society: Optimal clinical management of children receiving the ketogenic diet: Recommendations of the International Ketogenic Diet Study Group. Epilepsia, 2009, 50(2): 304-317

Kossoff EH, Al-Macki N, Cervenka MC et al.: What are the minimum requirements for ketogenicdietservicesinresource-limitedregions?RecommendationsfromtheInternational League Against Epilepsy Task Force for Dietary Therapy. Epilepsia, 2015, 56(9): 1337-1342

Miller LG: Herbal medicinals: Selected clinical considerations focusing on known or potential drug-herbal interactions. Arch Intern Med, 1998, 158(50):2200-2211

National Center for Complementary and Alternative Medicine (USA): Komplementäre Therapien (Internet)

Patsalos PN, Berry DJ, Bourgois BFD, Cloyd JC, Glauser TA, Johannessen SI, Leppik IE, Tomson T, Perucca E: Antiepileptic drugs – best practice guidelines for therapeutic drug monitoring: A position paper by the sub-commission on therapeutic drug monitoring, ILAE Commission on Therapeutic Strategies. Epilepsia, 2008 , 49(7): 1239-1276

Ryvlin P, Gillam FG, Nguyen DK, Colliccio G, Iudice A, Tinuper P, Zamponi N, Aguglia U, Wagner L, Minotti L, Stefan H, Boon P, Sadler M, Benna P, Raman P, Perucca E: The long-term effect of vagus nerve stimulation on quality of life in patients with pharmaco-resistant focal epilepsy: The PuLsE (Open Prospective Randomized Long-Term Effectiveness) trial. Epilepsia, 2014, 55(6): 893-900

Shi S, Klotz U: Drug interactions with herbal medicines. Clin Pharmakokinet, 2012, 51(2): 77-104

Tomson T, Marson A, Boon P, Canevini MP, Covanis A, Eija Gaily, Kälviäinen R, Trinka E: Valproate in the treatment of epilepsy in girls and women of childbearing potential. Recommendation from a joint Task Force of ILAE-Commission on European Affairs and European Academy of Neurology (EAN); Epilepsia, 2015, 56(7): 1009-1019

Wilmshurst JM, Gaillard WD, Vinayan KP, Tsuchida TN, Plouin P, Van Bogaert P, Carrizosa J, Elia M, Craiu D, Jovic NJ, Nordli D, Hirtz D, Wong V, Glauser T, Mizrahi D, Cross HJ: Summary of recommendations for the management of infantile seizures; Task Force Report for the ILAE Commission of Pediatrics. Epilepsia, 2015, 56(7): 1185-1197

STATUS EPILEPTICUS

Glauser T, Shinnar S, Gloss D, Alldredge B, Ayra R, Bainbridge J, Bare M, Bleck T, Dodson WE, Garrity L, Jgoda A, Lowenstein D, Pelleock J, Riviello J, Sloan E, Treiman DM: Evidence-based guideline: Treatment of convulsive status epilepticus in children and adults: Report of the guideline of Committee of American Epilepsy Society. Epilepsy Curr, 2016, 16(1): 48-61

Trinka E, Cock H, Hesdoffer D, Rosetti AO, Scheffler IE, Shinnar S, Shorvon S, Lowenstein DH: A definition and classification of status epilepticus – Report of the ILAE Task Force an Classification of Status Epilepticus. Epilepsia, 2015, 56(10): 1515-1523

BILDGEBENDE UNTERSUCHUNGEN

Gaillard WD, Chiron C, J. Cross H, Harvey AS, Kuzniecky R, Hertz-Pannier L, Vezina LG: for the ILAE, Committee for Neuroimaging, Subcommittee for Pediatric Neuroimaging: Guidelines on imaging infants and children with recent-onset epilepsy. Special Report; Epilepsia, 2009, 50(9): 2147-2153

NEUROPSYCHOLOGIE

Akdag S: Epilepsy and Neuropsychology. BC Epilepsy Society Newsletter, 2009

Jokeit H, Schaumann R: Lesen und Schreiben [k]ein Problem? Hippocampus Verlag, 2003

Wilson SJ, Baxendale S, Barr W, Hamed S, Langfitt J, Samson S, Watanabe M, Baker GA, Helmstaedter Ch, Hermann BP, Smith ML: Indication and expectations for neuropsychological assessment in routine epilepsy care: Report of the ILAE Neuropsychology Task Force, Diagnostic Methods Commission, 2013-2017, Special Report; Epilepsia, 2015, 56(5): 674-81

PSYCHOLOGIE, PSYCHIATRIE

Alfstad KA, Atkinson P, Chin RF, Das KB, Gillberg C, Aylett SE, Burch V, Scott RC, Neville BG: Symptoms of anxiety and depression on school-aged children with active epilepsy: A population-based study. Epilepsy Behav, 2015, 52(PtA):174-9

Clarke DF, Roberts W, Daraksan M, Dupuis A, McCabe J, Wood H, Snead OC 3rd, Weiss SK: The prevalence of autistic spectrum disorder in children surveyed in a tertiary care epilepsy clinic. Epilepsia, 2005, 46(12):1970-7

Reilly C, Agnew R, Neville BG: Depression and anxiety in childhood epilepsy: a review. Seizure, 2011, 20(8):589-97

Reilly C, Atkinson P, Das KB, Chin RF, Aylett SE, Burch V, Gillberg C, Scott RC, NBeville BG: Neurobehavioural comorbidities in children with active epilepsy: a population-based study. Pediatarics, 2014, 133(6):e1586-93

Reilly C, Atkinson P, Das KB, Chin RF, Aylett SE, Burch V, Gillberg C, Scott RC, NBeville BG: Cognition in school-aged children with "active" epilepsy: A population-based study. J Clin Exp Neuropsyhol, 2015, 37(4):429-38

VERERBUNG
Peljto AL, Barker-Gummings Ch, Vasoli V.M, Leibson CL, Hauser AW, Buchhalter JR, Ottman R: Familiar risk of epilepsy: a population-based study. Brain, 2014, 137; 795-805

ADHD
Costa Dias TG,. Iyer SP, Carpanter SD, Cary RP, Wilson VB, Mitchell SH: Characterizing heterogeneity in children with and without ADHD based on reward system connectivity. Developmental Cognitive Neuroscience, 2015, (11): 155-174

Block J, Smith M, M.A.: ADD / ADHD Treatment in Children. Last updated August 2015 (Internet)

Falcone T, Timmons-Mitchell J: ADHD, American Academy of Child and Adolescent Psychiatry; Cleveland Clinic, 2013

Mayo Clinic Staff: ADHD, Mayo Clinic, 2015 (Internet)

Smith M, Robinson L, Segal J: ADD / ADHD in Children; Last updated August 2013 (Internet)

Tamini K: Setting up a behaviour management plan for an ADHD child. www.kidsawarenessseries.com

INFORMATION ÜBER EPILEPSIE, ANFÄLLE UND EEG
International League Against Epilepsy: Internet: epilepsydiagnosis.org

Krämer G: Lexikon der Epilepsie. Hippocampus Verlag, 2012

Ordnung elektroklinischer Syndrome und andere Epilepsien

1.   Elektroklinische Syndrome nach dem Alter gruppiert

Im Neugeborenen Alter:
Gutartige (benigne) familiäre Epilepsie (BFNE *)
Frühe myoklonische Enzephalopathie (EME *)
Ohtahara-Syndrom

Im Kleinkindesalter:
Epilepsie mit wandernden fokalen Anfällen im Kleinkindesalter
West-Syndrom
Myoklonische Epilepsie im Kleinkindesalter (MEI *)
Benigne infantile Epilepsie
Benigne familiäre infantile Epilepsie
Dravet-Syndrom
Myoklonische Enzephalopathie bei nicht-progressiven Krankheiten

Im Kindesalter:
Fiebergebundene Anfälle plus (FS+ *) (Beginn auch im Kleinkindesalter möglich)
Panayiotopoulos-Syndrom
Epilepsie mit myoklonisch-atonischen (früher: astatischen) Anfällen
Benigne Epilepsie mit zentro-temporalen Spikes (BECTS *)
Autosomal dominante nächtliche Frontallappenepilepsie (ADNFLE *)
Spät beginnende Okzipitallappenepilepsie (Typ Gastaut)
Epilepsie mit myoklonischen Absencen
Lennox-Gastaut-Syndrom
Epileptische Enzephalopathie mit kontinuierlichen Spitze-Welle-Entladungen im Schlaf (CSWS *)
Landau-Kleffner-Syndrom (LKS *)
Absence-Epilepsie des Kindesalters („Abwesenheit") (CAE *)

Im Jugendalter und Erwachsenenalter:
Juvenile Absence-Epilepsie (JAE *)
Juvenile myoklonische Epilepsie (JME *)
Epilepsie mit lediglich generalisierten tonisch-klonischen Anfällen (Anfälle mit Versteifung und Zuckungen)
Progressive Myoklonusepilepsie (PME *)
Autosomal dominante Epilepsie mit auditorischen Merkmalen (Hörerlebnissen) (ADEAF *)
Andere familiäre Temporallappenepilepsien

Epilepsien mit veränderlicher Altersgebundenheit:
Familiäre fokale Epilepsie mit wechselndem Herd (vom Kindesalter bis zum Erwachsenenalter)
Reflex-Epilepsien

2.   Epilepsien mit unterschiedlichen Merkmalen

Mesiale Temporallappenepilepsie mit Hippokampussklerose (MTLE mit HS *)
Rasmussen-Syndrom
Gelastische Anfälle (Lachanfälle) bei Hypothalamushamartom (Fehlbildungstumor)

Epilepsie mit Halbseitenanfällen und Hemiparese
Epilepsien bei Strukturanomalien des Gehirns oder Stoffwechselstörungen
Fehlbildung der kortikalen Entwicklung (z.B. Heterotopien, Hemimegalenzephalie)
Neurokutane Syndrome (Tuberöse Sklerose-Komplex, Sturge-Weber-Syndrom u.a)
Tumor
Infektion (Entzündung)
Trauma
Angioma
Perinatale Hirnblutung oder Infarkt

3.   Epilepsien unbekannter Ursache
Epilepsiche Spasmen

---

* Bemerkung: Die Großbuchstaben in Klammern sind internationale Abkürzungen gebildet nach den englischen Begriffen.

Stichwort- und Namensverzeichnis

Absence – Abwesenheit, ein Anfallstyp

ACTH – Abkürzung von „Adrenokortikotropes Hormon"

ADEAF – Abkürzung von „Autosomal dominante Epilepsie mit auditorischen Merkmalen"

ADHD – Abkürzung von „Aufmerksamkeitsdefizit- und Hyperaktivitätssyndrom" (ADHD-Syndrom)

ADNFLE – Abkürzung von „Autosomal dominante nächtliche Frontallappen-Epilepsie"

Adrenokortikotrop – Hormon

Affekt – (heftige) Erregung, Zustand eines außergewöhnlichen seelischen Zustands

Affektanfall (früher Affektkrampf) – ein durch heftige Erregung entstandener, psychogener, nicht-epileptischer Anfall bei Kleinkindern im Trotzalter

Akupunktur – Behandlungsmethode der traditionellen chinesischen Medizin mit Nadeln

Amphetamin – Medikament (z.B. bei Aufmerksamkeitsdefizit- und Hyperaktivitätssyndrom [ADHD-Syndrom])

Anfallsfrequenz – Häufigkeit der Anfälle in einem Zeitraum

Anfallskalender – Dokumentationssystem (z.B. auf Papier in Oktav-Heftchen oder elektronisch) zur Eintragung von Anfällen. Es gibt z.B. fertig gedruckte Anfallskalender für ein Jahr oder kostenlose Internet-basierte Kalender

Angiom – Gefäßfehlbildung

Aphasie – erworbene, krankheitsbedingte Unfähigkeit zu sprechen oder das Gesprochene zu verstehen

APGAR-Index – Bewertung des Zustandes des Neugeborenen direkt nach der Geburt (Minute 1, Minute 5 und Minute 10)

Ätiologie – Lehre der Ursachen der Krankheiten

Atomoxetin – Medikament z.B. bei Aufmerksamkeitsdefizit- und Hyperaktivitätssyndrom [ADHD-Syndrom])

Atonischer Anfall – Anfall, bei dem die Muskelspannung plötzlich ausfällt

Atypische Absence – epileptischer Anfall, der im Vergleich zu einer „typischen" Absence eine größere Vielfalt von Symptomen zeigt, z.B. eine nur teilweise Bewusstseinsstörung, längere Dauer des Anfalls und andere Anfallssymptome

Auditive Agnosie – erworbene, krankheitsbedingte Unfähigkeit, Gehörtes zu verstehen

Auditiv / auditorisch – Gehör/Hören betreffend

Aufwach-Grand mal-Epilepsie – Epilepsie-Syndrom, generalisierter Anfall mit Verkrampfungen und Zuckungen mit Bindung an die Aufwachphase, etwa 1-2 Stunden nach dem Aufwachen

Aura – fokaler Anfall nur mit Gefühlsempfindungen ohne weitere Symptome. Eine Weiterentwicklung zu einem ausgeprägteren fokalen Anfall möglich

Autoimmunprozess – Krankheit, bei der körpereigene Immun-Zellen andere Körperzellen angreifen und dadurch Krankheitssymptome verursachen

Autosomal dominante Epilepsie mit auditorischen Merkmalen (Hörerlebnissen) (ADEAF) – Epilepsie-Syndrom

Autosomal dominante nächtliche Frontallappenepilepsie (ADNFLE) – Epilepsie-Syndrom

Autosomal-dominant – betrifft die Vererbung: Eigenschaften, die auf den Chromosomen 1-22 „festgeschrieben" sind, werden mit hoher Wahrscheinlichkeit (bis zu 50 %) an Kinder weitergegeben

Autosomal-rezessiv – betrifft die Vererbung: Eigenschaften, die auf den Chromosomen 1-22 „festgeschrieben" sind, werden bei Kindern nur dann bedeutsam, wenn das Kind eine identische Anlage von beiden Eltern bekommt

Bachblüten-Therapie – nicht-schulmedizinisch begründete Behandlungsart

Basalganglien – Gruppe von Nervenzellen in der Tiefe der Großhirnhälften, im Mittelhirn und Zwischenhirn

BECTS – Abkürzung von „benigne Epilepsie mit zentro-temporalen spikes (spitzen Wellen)", Synonym: Rolandische Epilepsie

Benigne okzipitale Epilepsie des Kindesalters – betrifft die Hinterlappen des Gehirns; zwei klinische Formen der Epilepsie beschrieben: Typ Gastaut und Typ Panayiotopoulos

Benzodiazepam – Medikament gegen epileptische Anfälle

Bilateral – Beidseitig

Blitz-Nick-Salaam-Anfall – frühere Bezeichnung für „infantile Spasmen", (BNS)

BNS-Syndrom – Epilepsie mit Blitz-Nick-Salaam-Anfällen; frühere Bezeichnung für West-Syndrom

Botox-Anwendungen – therapeutische Anwendung von „Botulinumtoxin A", z.b. bei Spastik oder Dystonie

Bromide – siehe: Kalium-Bromide

Carbamazepin – ein Medikament gegen epileptische Anfälle

Cerebral – Großhirn betreffend

Clonidin – Medikament (z.B. bei Aufmerksamkeitsdefizit- und Hyperaktivitätssyndrom [ADHD-Syndrom])

Chromosomen – Erbgut im Zellkern der Lebewesen

Chronisch progressive Epilepsia partialis continua – seltenes Syndrom mit Epilepsie

Clonazepam – Medikament gegen epileptische Anfälle

Chronisch – dauernd, ständig, anhaltend

CSWS – Abkürzung von „continuous sharp waves in slow sleep", auf Deutsch: kontinuierliche scharfe Wellen im Tiefschlaf; ein Epilepsie-Syndrom. (siehe auch: ESES)

CT-Untersuchung – Computertomographie-Untersuchung

Deep brain stimulation (tiefe Hirnstimulation) – Stimulation des Gehirns mit Elektroden, die mitten ins Hirngewebe operativ platziert werden

Defizit – Mangel

„déjà-vu" – (auf Deutsch: „schon gesehen"): Sinneswahrnehmung, als ob man schon früher etwas gesehen hätte, was jetzt aktuell vorliegt

Delta-Wellen – langsame Wellen im EEG (1-4 Hertz)

Dissoziativer Anfall – außergewöhnlicher psychischer Zustand, der Ähnlichkeiten mit einem epileptischen Anfall zeigt, aber keiner ist. (Andere Bezeichnung: psychogener, nicht-epileptischer Anfall)

Doose-Syndrom (myoklonisch-astatische Epilepsie) – Epilepsie-Syndrom, benannt nach Hermann Doose, deutscher Neuropädiater und Epileptologe

Dravet-Syndrom (schwere myoklonische Epilepsie des frühen Kindesalters) – Epilepsie-Syndrom, benannt nach Charlotte Dravet, französische Psychiaterin und Epileptologin

Duale Pathologie – Vorliegen von zwei Ursachen, die vermutlich beide zum Ausbrechen der Krankheit beigetragen haben; oft ist die Kombination aus Veranlagungs- und erworbenen Entstehungsfaktoren gemeint

Dyskognitiv – Einschränkung von Wahrnehmung, Gedächtnis, Gefühl und/oder anderen höheren Hirnfunktionen

Dyslexie – Lese-Rechtschreibschwäche (Legasthenie), eventuell kombiniert mit Schwierigkeiten auch beim Sprechen, Schreiben, Rechnen, Aufmerksamkeit u.a.

EEG – Abkürzung von Elektro-Enzephalo-Graphie: gibt eine Abbildung der elektrischen Hirnspannungen

EKG – Abkürzung von Elektro-Kardio-Gramm: Aufzeichnung des Verlaufs der Aktionsströme des Herzens

Elektrischer epileptischer Status im Schlaf mit langsamen Wellen (ESES oder [auf Englisch] CSWS) – Epilepsie-Syndrom

Elektrode – Teil des EEG-Ableitsystems, das auf der Kopfhaut (oder auf der Hirnoberfläche oder im Gehirn) die Hirnströme „aufnimmt" und weiterleite

Enzephalopathie – (oft schwere) Hirnfunktionsstörung meist geistiger Leistungsfähigkeit und psychischer Eigenschaften, die durch die epileptischen Entladungen des Gehirns zwischen den Anfällen entsteht

Enzym – „Vermittler" in Stoffwechselvorgängen

Epilepsie – Zustand, in dem epileptische Anfälle wiederholt auftreten können

Epileptische Spasmen / infantile Spasmen – epileptischer Anfall mit plötzlichen (heftigen) Beugungen oder Streckungen der Rumpfmuskulatur, Arme und/oder Beine, die meist länger als 500 msec. dauert. (siehe auch: „Blitz-Nick-Salaam-Anfall [BNS-Anfall]", eine frühere Bezeichnung)

ESES – Abkürzung von „Elektrischer epileptischer Status im (Tief-)Schlaf mit langsamen Wellen" (ein Syndrom mit einem spike-and-wave-Status im Tiefschlaf), der nur im Schlaf-EEG erkannt werden kann

Eslicarbazepin – Medikament gegen epileptische Anfälle

Ethosuximid – Medikament gegen epileptische Anfälle

Exekutive Funktionen – höhere geistige Funktionen, die das Denken und Handeln steuern

Experte – Sachkenner (Spezialist) auf einem bestimmten Gebiet

Farbtherapie – nicht-schulmedizinisch begründete Behandlungsart

Fiebergebundener Anfall – Anfallsart, die bei Kindern im Alter von 6 Monaten bis etwa zum 6. Lebensjahr im Zusammenhang von hohem Fieber im Rahmen von akuten Infekten auftreten kann

Fieberkrampf – (frühere Bezeichnung), siehe: Fiebergebundener Anfall

Fokaler Anfall – Herdanfall

Fokaler epileptischer Status – anhaltender Anfall fokalen Ursprungs, der spontan nicht aufhört

Fokal-tonischer Anfall – Herdanfall mit Verkrampfung z.B. eines Arms

Fokus – Brennpunkt, Herd; in der Epileptologie: eine Ursprungsstelle eines fokalen Anfalls

Frontallappen-Epilepsie – Anfallsart mit Ursprung im Stirnhirn

Frustration – Erlebnis einer wirklichen oder vermeintlichen Enttäuschung und Zurücksetzung durch erzwungenen Verzicht oder Versagung von Befriedigung

Gabapentin – Medikament gegen epileptische Anfälle

Gastaut-Syndrom – Epilepsie-Syndrom, das im hinteren Teil des Gehirns beginnt; siehe: Benigne okzipitale Epilepsie des Kindesalters

GEFS+ – Abkürzung von „Generalised Epilepsy Febrile Seizures Plus (+)", auf Deutsch: „Generalisierte Epilepsie fiebergebundene Anfälle plus"

Gelastischer Anfall – Anfall mit Lautbildung wie Lachen oder Kichern („Lachanfall"), auftretend im Zusammenhang mit Hypothalamustumoren

Gelegenheitsanfall – epileptischer Anfall in einer Ausnahmesituation (unter bestimmten Umständen) ohne Hinweise auf eine Epilepsie

Generalisierte Epilepsie fiebergebundene Anfälle plus („Generalised Epilepsy Febrile Seizures Plus", GEFS+) – Epilepsie-Syndrom

Generalisierter Anfall – Anfall betreffend das ganze Gehirn oder beidseitige Teile des Gehirns (z.B. die beiden Stirnhirnhälften)

Genmutation – molekulare Veränderung eines Gens

Gilles-de-la-Tourette-Syndrom – neurologische Krankheit mit schweren Tics, bei denen es auch zum Ausstoßen von Lauten und Wörtern kommt, benannt nach George Gilles-de-la-Tourette, französischer Psychiater und Neurologe

Gingko biloba – Baum; enthält einen Stoff, dem heilende Wirkung nachgesagt wird

Grand mal-Anfall – „Großes Übel", Bezeichnung eines generalisierten tonisch-klonischen Anfall

Großer tonisch-klonischer Anfall – Synonym für einen großen Anfall mit Versteifungen und Zuckungen

Gyrus parahippocampalis – Teil des Schläfenlappens

Halluzination – Sinnestäuschung, Trugwahrnehmung

Hemimegalenzephalie – krankhafter Großwuchs einer Hirnhälfte

Hemiparese – Lähmung einer Körperhälfte

Herdanfall   fokaler Anfall

Heterotopie – angeborene Fehlbildung im Gehirn, die während der Wanderung der Nervenzellen an ihre Zielstrukturen entsteht

Hippokampussklerose (HS, HKS) – eine krankhafte Veränderung des Hippokampus (siehe unten), dadurch eine häufige Ursache einer Schläfenlappenepilepsie

Hippokampus – wichtige Struktur im Gehirn im Schläfenlappen

Hirnstrom – entsteht aus elektrischen Überleitungen zwischen Hirnzellen

Hirsutismus – Vermehrung der Körperbehaarung

Homöopathie – nicht-schulmedizinisch begründete Behandlungsart mit starken Verdünnungslösungen

HS – Abkürzung von „Hippokampussklerose"

Hyperaktivitätssyndrom – siehe: Aufmerksamkeitsdefizit- und Hyperaktivitätssyndrom (ADHD-Syndrom)

Hypermotorischer Anfall – bestimmte Anfallsart, oft bei Frontallappen-Epilepsien mit vielen unterschiedlichen Bewegungen

Hyperventilation – Mehratmung; eine Provokationsmethode während einer EEG-Ableitung

Hypoglykämie – zu niedrige Blutzuckerkonzentration im Blut

Hyponatriämie – zu niedriger Natriumgehalt im Blut

Hypothalamushamartom – Tumor im Zwischenhirn (im Hypothalamus)

Hypsarrhythmie – typisches unregelmäßiges Muster im EEG bei Säuglingen mit epileptischen Zuckungen

Idiopathisch – von sich aus entstanden; in der Epileptologie: ohne erkennbare Ursache entstanden, oft synonym mit genetisch / vererbt

Idiosynkratisch – überempfindlich / unverträglich gegen bestimmte Stoffe; idiosynkratische Nebenwirkung: allergische Reaktion auf ein Medikament

Iktal – im Anfall

Infektion – Befall von Bakterien, Viren oder Pilzen, oft mit Entzündung (Inflammation) einhergehend

Interiktal – Zwischen den Anfällen

„jamais-vu" – "nie gesehen", eine Verkennung der vertrauten Umgebung

Janz-Syndrom – Epilepsie-Syndrom, benannt nach Dieter Janz, deutscher Neurologe und Epileptologe

Juvenil – Jugend betreffend

Juvenile Absence-Epilepsie – Epilepsie-Syndrom

Juvenile myoklonische Epilepsie (Janz-Syndrom) – Epilepsie-Syndrom

Kalium-Bromid – Medikament gegen Anfälle

Ketogene Diät – genau definierte fettreiche Diät, die zu einer Ketose im Körper führt – dadurch entsteht eine therapeutische Wirkung auf Anfälle

Klonisch – (kräftige) regelmäßige (rhythmische) wiederholte Zuckungen

Klonischer Anfall – Anfall mit (kräftigen) regelmäßig (rhythmisch) wiederholten Zuckungen

Kognitiv – Erkenntnis betreffend (geistige Fähigkeiten)

Komplex-fokaler Anfall – Bezeichnung für einen bestimmten Typ fokaler Anfälle mit Bewusstseinstrübung

Kontraindiziert – aus bestimmten Gründen nicht geeignet

Kortikale Dysplasie – Fehlbildung der Hirnrinde

Kraniosakrale Therapie – nicht-medizinisch begründete Behandlungsart mit Handimpulsen

Lacosamid – Medikament gegen epileptische Anfälle

Lamotrigin – Medikament gegen epileptische Anfälle

Landau-Kleffner-Syndrom (LKS) – epileptische Aphasie (erworbener Sprachverlust, meist beginnend mit der Unvermögen, Worte zu verstehen = akustische Agnosie), ein Epilepsie-Syndrom, benannt nach William Landau, US-amerikanischer Neurologe und Frank Kleffner, US-amerikanischer Logopäde

Lateral – seitlich, seitwärts

Legasthenie – Leseschwäche (siehe: Dyslexie)

Lennox-Gastaut-Syndrom – Epilepsie-Syndrom des Kleinkindesalters mit vielen Anfallsformen, benannt nach William Lennox, US-amerikanischer Neuropädiater und Henri Gastaut, französischer Neurologe

Levetiracetam – Medikament gegen epileptische Anfälle

Lidmyoklonie – Zuckung des Augenlids

LKS – Landau-Kleffner-Syndrom (siehe oben)

Mandelkern (lateinisch Amygdala) – zum Schläfenlappen (Temporallappen) gehörende Struktur im Gehirn, die aktiviert wird bei Gefühlen wie Angst und Wut

Masturbation – Selbstbefriedigung

Mesial – in der Mitte

Mesiale Temporallappenepilepsie mit Hippokampussklerose (MTLE mit HS) – Epilepsie-Syndrom

Methylphenidat oder Methylphenidat Hydrochlorid – Medikament (z.B. Ritalin°) (z.B. zur Behandlung des Aufmerksamkeitsdefizit- und Hyperaktivitätssyndroms [ADHD-Syndrom])

Migrationsstörung – Art Fehlbildung im Gehirn, bei dem Nervenzellen während der fetalen Gehirnentwicklung nicht an ihren richtigen Platz gewandert sind

Modafinil – Medikament (z.B. bei Aufmerksamkeitsdefizit- und Hyperaktivitätssyndrom [ADHD-Syndrom])

Mortalität – Sterblichkeit

MRT – Abkürzung von: Magnet-Resonanz-Tomographie

MTLE – Abkürzung von: mesiale Temporallappenepilepsie, ein Epilepsie-Syndrom

Myoklonie – kurze Muskelzuckung

Myoklonisch-astatische Epilepsie – Epilepsie-Syndrom (siehe: Doose-Syndrom), bei dem die Anfälle jeweils anfangs aus einer Zuckung, dann einer völligen Körpererschlaffung bestehen und zu verletzungsreichen Stürzen führen können

Myoklonische Absence – Epilepsie-Syndrom mit Abwesenheit (Absence) und Myoklonie

Myoklonischer Anfall – Anfallstyp, bei dem kurze einzelne Zuckungen auftreten (Myoklonien)

Nervus vagus – Nerv, der aus dem Hirn am Hals entlang und bis in die Bauchhöhle läuft; die elektrische Reizung des Nervus vagus gilt als Stimulationstherapie bei Epilepsie

Neurokardiogen – Krankheiten, bei denen das Nervensystem und das Herz betroffen sind

Neurokutane Krankheiten – Krankheiten, bei denen Hauterscheinungen (z.B. Pigmentanomalien) die von Gehirn ausgehenden Erscheinungen begleiten

Neurotoxische Substanzen – verursachen Schädigungen von Nerven und / oder Gehirn

Niederamplitudig – Wellen mit kleiner Amplitude (Spannungshöhe); das Gegenteil: hochamplitudig

Non-konvulsiver epileptischer Status – Art vom epileptischen Status ohne motorische Erscheinungen

Okzipitallappen-Epilepsie (Typ Gastaut) – Epilepsie-Syndrom, betreffend den hinteren Teil des Gehirns (siehe auch: Benigne okzipitale Epilepsie des Kindesalters)

Ohtahara-Syndrom – Epilepsie-Syndrom, benannt nach Shunsuke Ohtahara, japanischer Neuropädiater und Epileptologe

Okzipital – zum Hinterhaupt gehörend

Okzipitalregion – Hinterhauptsregion

Osteoporose – Abnahme der Knochendichte

Oxcarbazepin – Medikament gegen epileptische Anfälle

Panayiotopoulos-Syndrom – Epilepsie-Syndrom betreffend den hinteren Teil des Gehirns; (siehe auch: Benigne okzipitale Epilepsie des Kindesalters), benannt nach Chrysostomos Panayiotopoulos, griechisch-britischer Neurologe/Epileptologe, Psychiater und klinischer Neurophysiologe

Paroxysmal – anfallsweise auftretend

Perinatal – betrifft die Zeit kurz vor, während und kurz nach der Entbindung, während dieser Zeit eintretend (z.B. eine perinatale Hirnschädigung)

Parietalregion – Scheitelgehirn, die Hirnregion im Scheitelbereich

Pathologisch – krankhaft verändert

Perampanel – Medikament gegen epileptische Anfälle

PET – Positronen-Emissions-Tomographie, eine Untersuchungsmethode des Gehirns

Phenobarbital – Medikament gegen epileptische Anfälle

Phenytoin – Medikament gegen epileptische Anfälle

Photosensibilität – Lichtempfindlichkeit; beim Vorliegen einer Lichtempfindlichkeit kann ein helles Flickerlicht epileptische Anfälle auslösen

PME – progressive Myoklonusepilepsie, eine angeborene fortschreitende Epilepsie mit Myoklonien. Bekannt sind mehrere Formen.

Polyspikes – Vielfachspitzen, betreffend die EEG-Ableitung

Polyspike Wave Komplex – Vielfachspitzen-Welle-Gruppe, betreffend die EEG-Ableitung

Positronen-Emissions-Tomographie (PET) – Untersuchungsmethode des Gehirns

Prednison – Medikament, verwand mit Kortison

Pregabalin – Medikament gegen epileptische Anfälle

Präoperative Abklärung – Untersuchungen zur Frage, ob eine operative Therapie einer Epilepsie in Frage kommt, wenn Medikamente zu wenig oder gar nicht wirksam sind

Prognose – Vorhersage der zukünftiger Entwicklung

Progressive Myoklonusepilepsie (PME) – Epilepsie-Syndrom

Provozieren – herausfordern, hervorrufen

Psychogener Anfall (sog. dissoziativer oder pseudoepileptischer Anfall) – psychischer Ausnahmezustand mit gewisser Ähnlichkeit zu epileptischen Anfällen, aktuelle Bezeichnung: psychogener
nicht-epileptischer Anfall

Psychose – schwere seelische Krankheit

Pulstherapie – Therapie mit Phasen medikamentöser Behandlung und anschließender Unterbrechung
bis zur nächsten Behandlungsphase

Pyknolepsie – ehemaliger Name eines Epilepsie-Syndroms mit Abwesenheiten, aktuelle Bezeichnung:
„Absence-Epilepsie im Kindesalter"

Rasmussen-Encephalitis – Epilepsie-Syndrom, benannt nach Theodore Rasmussen, US-amerikanisch-
kanadischer Neurochirurg

REM-Phase – Schlafstadium mit Träumen (REM = rapid eye movement, schnelle Augenbewegungen)

Referat – Vortrag oder Bericht zu einem bestimmten Thema

Reflex-Epilepsie – Epilepsie, bei der Anfälle reflektorisch durch identifizierte Reize (wie Flickerlicht,
Farbe, grafisches Muster, Töne, Temperatur, bestimmte Tätigkeiten) ausgelöst werden

Regression – krankheitsbedingter Verlust von körperlichen und / oder geistigen Fähigkeiten

Rektiole – kleine Tube, mit deren Hilfe ein flüssiges Medikament in den Enddarm abgegeben werden
kann; wird in der Regel nur in Notfällen angewandt

Respiratorisch – Atmungs-bezogen, mit der Atmung verbunden, auf sie bezüglich

Retigabin – Medikament gegen epileptische Anfälle

Rolando-Epilepsie – Epilepsie-Syndrom, benannt nach Luigi Rolando, italienischer Anatom

Rufinamid – Medikament gegen epileptische Anfälle

Schwere myoklonische Epilepsie des frühen Kindesalters – spezielles Epilepsie-Syndrom

Sensorisch – Aufnahme von Sinnesempfindungen betreffend

Serialität – Fähigkeit aufeinanderfolgende Reize aufzunehmen, zu speichern und in der richtigen, sinn-
vollen Reihenfolge wiederzugeben

Sharp wave – steile Welle, ein Muster im EEG

Sklerose – krankhafte Verhärtung vom Gewebe

Somatische Krankheit – körperliche Krankheit, den Körper betreffend (im Gegenteil zum Geist und zur
Seele)

Spike-and-wave-Status – EEG-Muster mit durchlaufenden, also ununterbrochenen Spitze-und-Welle-
Muster

Spike-and-wave (SW) – Spitze-und-Welle, ein EEG-Muster

Status epilepticus / epileptischer Status – anhaltender Anfall, der spontan nicht aufhört und deswegen
immer als Notfall intensiv behandelt werden muss. Es gibt mehrere Formen von epileptischen
Status

Steile Welle – "sharp wave", ein EEG-Muster

Stimulation des Nervus vagus – Therapieart bei Epilepsie

Stiripentol – Medikament gegen epileptische Anfälle

Stirnlappen-Epilepsien (Frontallappen-Epilepsien) – Epilepsien betreffend die Stirnlappen

Sultiam – Medikament gegen epileptische Anfälle

Supplementär-motorische Hirnrinde – Region vor der motorischen Hirnrinde

Symptomatische Epilepsie – Ursache dieser Epilepsie ist nachgewiesen

Synchronisierte Wellen (im EEG) – Auftreten von Wellen im gleichen Rhythmus

Syndrom – Krankheitsbild, das sich aus dem Zusammentreffen verschiedener typischer Symptome und
weiterer Eigenschaften (z.B. Altersbeginn, typischer Verlauf, Ursachen) ergibt

Synkope – Verlust des Bewusstseins und der Körperkontrolle aufgrund einer Durchblutungsstörung
des Gehirns

Temporallappenepilepsie – Epilepsie, die mit ihren Entladungen im Schläfenlappen startet

Teratogenität – Fähigkeit von chemischen Stoffen (z.B. Medikamente, Alkohol), physikalischen Faktoren
(z.B. ionisierende Strahlung) oder biologischen Stoffen oder Umständen (Viren), Fehlbildungen
von Embryos oder Föten während der Schwangerschaft verursachen zu können

Theta-Wellen – langsame Wellen im EEG (4-7 Hz)

Theta-Rhythmen – gruppierte langsame Wellen von 4-7 Hz

Tiefe Hirnstimulation – direkte elektrische Stimulation der tiefen Strukturen des Gehirns als Epilepsietherapie

Tonischer Anfall – Anfall mit einer plötzlichen Muskelversteifung, Dauer einige Sekunden bis Minuten

Tonisch-klonischer Anfall – Anfall, der mit einer Verspannung (tonisch) beginnt und dann in Zuckungen (klonische Phase) übergeht; ehemalige Bezeichnung: „Grand mal-Anfall"

Topiramat – Medikament gegen epileptische Anfälle

Toxisch – giftig

Trauma – körperliche oder seelische Verletzung

Triglyzeride – Neutralfette: gehören zu den wichtigsten Nahrungsfetten (enthalten z.B. in Butter, Öl, Milch, Eiern, Nüssen, Fleisch usw.)

Trombozytopenie – Abfall der Thrombozyten im Blut (betrifft die Blutgerinnung)

Tuberöse Sklerose, Tuberöse-Sklerose-Komplex – angeborene Krankheit genetischen Ursprungs mit Neigung zu gutartigen langsam wachsenden Tumoren betreffend Gehirn, Haut, Augen und innere Organe, häufig kombiniert mit Epilepsie

Unprovoziert – ohne äußere Anregung entstehend

Valproinsäure – Medikament gegen epileptische Anfälle

Vigabatrin – Medikament gegen epileptische Anfälle

West-Syndrom – Epilepsie-Syndrom, benannt nach William West, englischer Landarzt und Chirurg

Yoga – nicht durch wissenschaftliche Forschung begründete Behandlungsart

Zentro-parietal – Region vor den Hinterhauptslappen

Zonisamid – Medikament gegen epileptische Anfälle

ADRESSEN

Unter folgenden Anschriften finden Sie Adressen von Behandlungseinrichtungen, z.B. Epilepsieambulanzen und Epilepsiezentren, Epilepsie-Schwerpunktpraxen, von auf Epilepsie spezialisierten Rehabilitationseinrichtungen und Epilepsieberatungsstellen sowie Hinweise auf weitere Informationsmaterialien.

STIFTUNG MICHAEL

Alsstraße 12
53227 Bonn

Tel.: 0228 - 94 55 45 40
Fax: 0228 - 94 55 45 42
E-Mail: post@stiftung-michael.de
Internet: www.stiftung-michael.de

Deutsche Gesellschaft für Epileptologie e.V. (DGfE)

Reinhardtstr. 27c
10117 Berlin

Kontakt: Petra Gehle
Bürozeiten: Mo - Fr: 9 - 12 Uhr
Tel.: 0700 - 131 413 00 (€ 0,12/min)
Fax: 0700 - 131 413 99
E-Mail: office@dgfe.info
Internet: www.dgfe.info

Informationszentrum Epilepsie der DGfE

Reinhardtstr. 27c
10117 Berlin

Tel.: 0700 - 131 413 00 (€ 0,12/min.)
Fax: 0700 - 131 413 99
E-Mail: ize@dgfe.info
Internet: www.izepilepsie.de

Deutsche Epilepsievereinigung gem. e.V.

Bundesgeschäftsstelle
Zillestrasse 102
10585 Berlin

Tel.: 030 - 342 44 14
Fax: 030 - 342 44 66
Epilepsie-Hotline: 0180-142 42 42
E-Mail: info@epilepsie.sh
Internet: www.epilepsie.sh

Epilepsie Bundeselternverband (e.b.e.)

Geschäftsstelle
Susanne Fey
Am Eickhof 23
42111 Wuppertal

Tel./Fax: 0202 - 298 84 65
E-Mail: kontakt@)epilepsie-elternverband.de
Internet: www.epilepsie-elternverband.de

www.epilepsie-online.de

ein Onlineportal mit Adressen aller Selbsthilfe-gruppen und einem offenen Diskussionsforum

Die **STIFTUNG MICHAEL** wurde 1962 vom Verleger und Publizisten Dr. Fritz Harzendorf gegründet, dessen Sohn seit früher Kindheit an einer Epilepsie mit großen Anfällen nach dem Aufwachen und sehr häufigen Absencen litt.

Stiftungszweck sind die wissenschaftliche Erforschung der Ursachen der Anfallskrankheiten und der geeignetsten Methoden ihrer Behandlung sowie die Bekämpfung ihrer individuellen und sozialen Folgen. Die Stiftung ist als gemeinnützig anerkannt.

Die Angebote der Stiftung Michael

Michael-Preis
Der mit € 20.000,- dotierte MICHAEL-PREIS wird alle zwei Jahre an jüngere Wissenschaftler verliehen. Er ist eine international hoch angesehene Auszeichnung für die beste, zum wissenschaftlichen Fortschritt beitragende Arbeit auf dem gesamten Gebiet der Epileptologie (klinische und experimentelle Forschung).

Michael-Debate
Die MICHAEL DEBATE ist ein wissenschaftlicher Beitrag der STIFTUNG MICHAEL zu dem alle zwei Jahre stattfindenden Europäischen Epilepsie Kongress.
Dabei diskutiert eine Gruppe von Forschern – überwiegend Preisträger des Michael Preises – ein aktuelles Thema untereinander und anschließend mit dem Auditorium.

Das „Praxisseminar für Epilepsie" in Gargnano
eine jährliche 3-tägige Fortbildung für epileptologisch interessierte Ärztinnen und Ärzte. Bei diesem Seminar werden Erfahrungen und Erkenntnisse aus Klinik und Praxis untereinander und in Diskussionen mit Experten ausgetauscht; dabei kommen alle praxis-relevanten Aspekte von Anfallskrankheiten aller Lebensalter zur Sprache.

Informationsschriften über Epilepsie
für Betroffene, Beratende, Behandelnde gleich geeignet. Themen sind u.a.: Epilepsie bei Schulkindern und Jugendlichen, Schwangerschaft bei Epilepsie, soziale Hilfen, Sport, Mobilität, berufliche Fragen und der Umgang mit der Krankheit.

Tagung „Sozialarbeit bei Epilepsie"
Die STIFTUNG MICHAEL unterstützt die alle zwei Jahre vom Verein „Sozialarbeit bei Epilepsie e. V." veranstaltete Tagung.

Stipendien für die Weiterbildung zur Epilepsie- Fachassistenz/-Fachberatung
an der Abteilung Bildung und Beratung Bethel. Diese Förderung wendet sich an Fachkräfte im Sozial- und Gesundheitswesen aus den Tätigkeitsbereichen Pflege, Funktionsdienste, therapeutische Dienste, Facharztpraxis, Pädagogik, Sozialarbeit und Psychologie.

Gargnano-Stipendien
Die STIFTUNG MICHAEL vergibt seit 2014 für die Praxisseminare in Gargnano bis zu 5 Stipendien an Ärztinnen und Ärzte bis zu 32 Jahren. Stipendiaten wird die Teilnahmegebühr erlassen und sie erhalten freie Unterkunft und Verpflegung im Palazzo Feltrinelli.

VIREPA-Stipendien
Die STIFTUNG MICHAEL stellt Mittel zur Verfügung, um einer begrenzten Zahl von jüngeren Ärztinnen und Ärzten aus Deutschland und anderen europäischen Ländern eine Teilnahme an VIREPA-Fernstudien zu ermöglichen, falls sie die vollen Kursgebühren nicht aufbringen können.

Focused-Fellowship-Stipendien
Seit 2014 unterstützt die STIFTUNG MICHAEL mit den „Focused Fellowships" ein Stipendienprogramm, das sich am „Department to Department Co-Operation-Project" der European Federation of Neurological Science orientiert. Focused-Fellowship-Stipendien ermöglichen es jungen Ärztinnen und Ärzten und Nachwuchsforschern an deutschen Zentren für mindestens 6 Wochen zu hospitieren, um vorher klar definierte klinische Prozeduren – z. B. fortgeschrittene EEG-Diagnostik oder epilepsie-bezogene Bildgebung – zu lernen oder an Forschungsprojekten teilzunehmen.
Vorerst noch erhalten Bewerber aus europäischen Ländern den Vorrang vor Bewerbern aus anderen Ländern.

Sibylle-Ried-Preis

Der Sibylle-Ried-Preis wird seit 2001 im deutschsprachigen Raum zum Gedenken an Frau Dr. med. Sibylle Ried (1956 – 2000) verliehen.

Frau Ried war eine Pionierin in der Entwicklung von Methoden zur Verbesserung der Behandlung und Beratung und der Zusammenarbeit mit Menschen mit Epilepsie.

Der Preis richtet sich an alle in diesem Bereich tätigen Menschen und Gruppen, ausdrücklich auch aus den Bereichen Neuropsychologie, Psychologie, Rehabilitation, Sozialarbeit und Selbsthilfe.

Der Preis in Höhe von € 2.500,- wird alle 2 Jahre im Rahmen der Gemeinsamen Jahrestagung der Deutschen und Österreichischen Gesellschaften für Epileptologie und der Schweizerischen Liga gegen Epilepsie verliehen.

Inge und Johann Berger-Landefeldt-Stiftung

diese Stiftung für symptomatische Epilepsie (siehe nächste Seite) und die STIFTUNG MICHAEL kooperieren eng miteinander. Die Geschäftsstelle der STIFTUNG MICHAEL ist zugleich Geschäftsstelle der Berger-Landefeldt-Stiftung.

Spenden und Förderung

Jede Spende hilft die Situation der Betroffenen und ihrer Angehörigen zu verbessern. Sie haben verschiedene Möglichkeiten zu spenden:

Spenden als Fördermitglied

Mit einem Dauerauftrag oder einer Einzugsermächtigung helfen Sie nachhaltig. Durch Ihre regelmäßige Unterstützung können wir verlässlich planen. Als Fördermitglied erhalten Sie unsere Informationsbriefe.

Einzelspenden

Mit einer Spende, so klein sie auch sein mag, können Sie schnell und direkt helfen, indem Sie einen Betrag auf das am Ende dieser Broschüre genannte Spendenkonto überweisen oder online spenden.

Vermächtnis und Testamente

Über den Tod hinaus wirksam sein und helfen, kann ein Grund sein, in einer letztwilligen Verfügung, die STIFTUNG MICHAEL zu bedenken. Vermächtnisse / Testamente sind nach dem Erbschaftssteuergesetz steuerbefreit. Gerne stehen wir für weitere Informationen und zu einem persönlichen Gespräch zur Verfügung.

Zustiftungen

Mit einer Zustiftung erhöhen Sie das Stiftungskapital und ermöglichen eine nachhaltige Förderung. Zustiftungen sind über längere Zeiträume steuerlich absetzbar. Wir informieren Sie gerne.

Stiftungsrat und Geschäftsführung

Stifter
Dr. phil. Fritz Harzendorf (1888 – 1964), Verleger in Göppingen

Stiftungsrat
Prof. Dr. med. Bettina Schmitz, Berlin (Vorsitzende)
Prof. Dr. med. Peter Wolf, Kopenhagen (stellv. Vors.)
Dr. phil. Agathe Bühler, geb. Harzendorf, Bonn
Dr. med. H. Holthausen, Vogtareuth
Dipl. Psych. Margarete Pfäfflin, Bielefeld
MA Rupprecht Thorbecke, Bielefeld
Prof. Dr. Ulrich Stephani, Kiel, Vorstand Berger-Landefeldt-Stiftung (ständiger Gast)

Stiftungsvorstand / Geschäftsführung
Dr. jur. Heinz Bühler (Vorstand)
Maria Bergmann (Büro)

STIFTUNG MICHAEL
Alsstrasse 12
53227 Bonn

Tel.: 0228 - 94 55 45 40
Fax: 0228 - 94 55 45 42
E-Mail: post@stiftung-michael.de
Web: www.stiftung-michael.de

Einzelfall-Förderung durch die Inge und Johann Heinrich Berger-Landefeldt-Stiftung

eine Stiftung für symptomatische Epilepsie

Die Inge und Johann Heinrich Berger-Landefeldt-Stiftung unterstützt Menschen, die infolge äußerer Einwirkungen an Epilepsie erkrankt sind, also Menschen, die an einer erworbenen Epilepsie leiden.

Die Unterstützung wird vornehmlich als persönliche Einzelzuwendung für Maßnahmen und Hilfsmittel vergeben, für die sich kein anderer Kostenträger findet.

Solche Kosten(-zuschüsse) können u.a. gewährt werden:

- für Reisen
  - zur medizinischen, psychologischen oder pädagogischen Beratung
  - zur Orientierung über Maßnahmen der beruflichen Umschulung und Eingliederung
  - zum Erfahrungsaustausch bei Treffen von Selbsthilfegruppen
  - zu Kuren und Erholungsaufenthalten
  - auch für notwendige Begleitpersonen oder für Dienstleistungen zur Entlastung von Angehörigen

- für spezielle Hilfsmittel wie
  - Kopfschutz
  - Spezialschuhe
  - häusliche Behandlungseinrichtungen
  - behindertengerechte Anpassung der häuslichen Umgebung
  - Arbeitsschutz in privaten Hobbyräumen
  - zur Teilnahme am Behindertensport
  - individuelle (auch computergesteuerte) Lernhilfen.

Daneben können Maßnahmen gefördert werden, die dazu beitragen, Rechenschaft zu geben über den Stand und die Notwendigkeit gezielter Untersuchungen, Beratungen, Behandlungen oder die Eingliederung der betroffenen Menschen und Hilfen für ihre Angehörigen.

Darunter fallen z. B. medizinische, psychologische, pädagogische Untersuchungen über die Lebensumstände und den Bedarf an geeigneten Beratungseinrichtungen für diese Menschen.

Anträge können von Betroffenen selbst oder von Angehörigen, aber auch von Selbsthilfegruppen, Betreuungseinrichtungen und Arbeitsstätten gestellt werden. Beigefügt werden sollen ein Attest des Arztes, in dem die symptomatische Epilepsie bestätigt wird, und eine genauere Angabe über die gewünschte Förderung mit Zirka-Angaben eines Euro-Wertes.

Anträge richten Sie bitte an die

STIFTUNG MICHAEL
Alsstrasse 12

53227 Bonn

E-Mail: post@stiftung-michael.de

oder an

Prof. Dr. Ulrich Stephani
Klinik Neuropädiatrie, UK S-H, Kiel
Schwanenweg 20

24105 Kiel

Tel.: +49 (0)431 597

INFORMATIONEN ZUR EPILEPSIE

zu beziehen über die STIFTUNG MICHAEL – www.stiftung-michael.de